BOSON

Brigitte Papenfuß & Ralf Mooren

Heilung durch SOL-Hypnose

Mit dem inneren Arzt zurück ins Leben

Bibliografische Informationen:

Die Deutsche Nationalbibliothek verzeichnet diese Publikation in der Deutschen Nationalbibliografie. Detaillierte bibliografische Daten sind im Internet über www.dnb.de abrufbar.

© BOSON Verlag, Mönchengladbach 2015

www.boson-verlag.de

Alle Rechte vorbehalten
2. Auflage 2016

ISBN 978-3-944878-59-1

Umschlaggestaltung: BA Graphic Design Alexander Ziegler, Köln
Druck und Bindung: FINIDR, s.r.o. CZ

Inhaltsverzeichnis

Wichtige Hinweise 9

Danksagung 11

Vorwort 12

Meine Heimat bin ich selbst 15

Woher, zum Kuckuck, weiß der Kuckuck 17

Wahrnehmung - nichts ist, wie es scheint 25

Offen für alles – bis das Ego anklopft 39

Homo Sapiens – verstehend ja, aber wirklich weise? ... 45

Glaube, Ängste, Übersinnliches – damals wie heute ... 53

Der Arzt – eine besondere Autorität 63

Woraus besteht unser Körper wirklich? 65

Sind wir Materie oder Energie – oder sogar beides? ... 70

Quantenverschränkung – spukhafte Fernwirkung? ... 74

Reise ins Innere der Materie 77

Wissenschaftlich erwiesen - oder doch nicht? 83

Das psychoenergetische Feld 87

Meine Heimat bin ich selbst 95

Mit dem inneren Arzt zurück ins Leben 103

Hypnose? Was ist das eigentlich? 105

Eine Behandlungsmethode, die keine ist 109

Einleitung der hypnotischen Trance 115

Tieftrance – hinein ins psychoenergetische Feld 121

Informationen und Emotionen in Tieftrance 131

Heilung im Licht 133

360 Hypnosen - die Fakten 149

Das Verfahren 149

Klienten – Struktur 152

Gründe für Hypnosen 156

Lokalisierung der Ursachen 157

Verankerungen im Unterbewusstsein 159

Benötigte Hypnosesitzungen 161

Erzielte Wirkungen 163

Hypnosen im Seminarbetrieb............................... 165

Heilung Morbus Basedow 165

Heilung Morbus Bechterew / Psoriasis 175

Hypnosen aus der Praxis 181

Knochenkrebs 181

Thymuskrebs 182

Lungenkrebs 186

Panikattacken / Atemnot 188

Todesangst vor Erbrechen 189

Fingernägel kauen / Selbstwert............................... 191

Bewegungsstörung / Steh-Störung 192

Forensische Hypnose 194

Klaustrophobie / Flugangst 195

Hypnose bei Krebs – nicht durchgeführt 198

Geistige Wesenheiten 199

Energetische Wechselwirkungen 205

Interferenzwellen von Mensch zu Mensch 205

Roger Nelson und das GCP 206

Geister und Gespenster 207

Besetzungen 208

Sag´ JA zum LEBEN! 213

Meine Diagnose und ich selbst 215

Die Ursache und der Schock 217

Sag´ Ja zum Leben! 221

Standardmedizin, Selbstheilung oder lieber beides? ... 227

Chemosensibilität? Was ist das? 228

Wie wirksam ist die Chemotherapie? 232

Chemotherapie: Neue Erkenntnisse seit 2012 234

Medikamentöse Immuntherapie bei Krebs 237

Biologische Medizin 240

Unkonventionelle Heilverfahren 241

Die Macht der Angehörigen 243

Resümee unserer Erkenntnisse 249

Quellenverzeichnis 252

Über die Autoren 253

Empfohlene Literatur 255

Wichtige Hinweise

Die in diesem Buch vorgestellte SOL-Hypnose® stellt ein hochwirksames Verfahren zur Behandlung von psychischen Störungen und körperlichen Erkrankungen dar, das auf die unbewusst vorhandenen Ressourcen, die jedem Menschen zu eigen sind, zurückgreift. Voraussetzung hierfür ist, dass der Hypnotisierte in den erweiterten Bewusstseinszustand einer Tieftrance gelangt, was wiederum von der persönlichen Grundhaltung sowie der physischen und psychischen Konstitution eines jeden Einzelnen abhängig ist.

Weder seitens der Autoren noch seitens des Verlages werden Heilversprechen abgegeben noch irgendwelche Garantien anderer Art übernommen. Insbesondere wird darauf hingewiesen, dass die Lektüre dieses Buches eine qualifizierte Ausbildung zum SOL-Hypnosetherapeuten® nicht ersetzt.

Die SOL-Hypnose ist ausdrücklich kein medizinisches Verfahren und stellt somit keinen Ersatz für eine medizinische oder psychotherapeutische Behandlung dar.

Dieses Buch enthält eine Vielzahl von real durchgeführten Hypnosen, die detailliert und wahrheitsgetreu wiedergegeben sind. Dies erklären Brigitte Papenfuß und Ralf Mooren an Eides statt.

Zum Schutz der Persönlichkeitsrechte und der Privatsphäre sind alle Namen, die im Zusammenhang mit einer real durchgeführten Hypnose in diesem Buch genannt werden, frei erfunden. Hierauf weisen wir im Text mit einem Sternsymbol (Name*) hin. Ähnlichkeiten zu Namen von lebenden oder verstorbenen Personen sind rein zufällig und nicht beabsichtigt.

Ausschließlich aus Gründen der leichteren Lesbarkeit wird die Form der maskulinen Schreibweise durchgehend eingehalten. Wir bitten Sie, liebe Leserinnen und liebe Leser, hierfür um Ihr Verständnis. Wir sind uns sehr sicher, dass auch Sie eine Form der Darstellung bevorzugen, die nicht ständig von Formulierungen wie „Klientinnen und Klienten" oder „KlientInnen" geprägt ist. Vielen Dank hierfür.

Danksagung

Unser besonderer Dank gilt allen unseren Klienten, die sich im Vertrauen auf unsere Begleitung in den erweiterten Bewusstseinszustand einer tiefen Trance begeben haben, um hier das urendliche Wesen ihres eigenen Seins zu entdecken und die hierin begründeten Potenziale für ihr Leben zu nutzen.

Vorwort

Ich bin austherapiert. Das sind die drei Worte, die wir immer wieder im Vorgespräch zu einer Hypnosebehandlung hören. Wenn ihnen aus medizinischer oder psychotherapeutischer Sicht keine Hoffnung mehr gemacht werden kann, fügen sich die meisten Menschen resignierend in ihr Schicksal, zumeist nach zermürbenden inneren Kämpfen.

In einer solchen Situation, in der alles hoffnungslos erscheint, eröffnet sich aber auch eine einzigartige Chance, nämlich die, mit eigenem freien Willen die Verantwortung für die eigene Gesundheit aktiv selbst zu übernehmen – allen niederschmetternden Prognosen zum Trotz. Heilen kann nur der Körper selbst.

Bei unseren Hypnosen haben wir immer wieder erfahren, dass jede Erkrankung, ganz gleich ob psychischer oder körperlicher Art, den unbewusst selbst erzeugten Ausdruck eines seelischen Ungleichgewichts widerspiegelt. Unser Unterbewusstsein steuert alle noch so komplexen Vorgänge in unserem lebendigen System von Körper, Geist und Seele, bis in die allerkleinste Zelle. Das Unterbewusstsein nimmt keinerlei Wertungen vor. So kann es, je nach psychischer Verfassung des Menschen, Krankheiten hervorrufen, diese aber im Umkehrschluss auch genauso heilen.

In diesem Buch stellen wir Ihnen eine Methode vor, mit der das Unterbewusstsein veranlasst werden kann, die vollständige Gesundheit an Körper, Geist und Seele für sich anzunehmen und somit die Selbstheilungsprozesse des Körpers, also den inneren Arzt, zu aktivieren. Wie wir anhand von vielen Beispielen aus der Praxis zeigen, treten in der Folge regelmäßig signifikante Verbesserungen bis hin zu vollständigen Heilungen auf, unabhängig von der Art der Erkrankung.

In diesem Zusammenhang veröffentlichen wir hier auch die Erkenntnisse über das menschliche Sein und die hiermit verbundenen Perspektiven, die wir in hunderten protokollierter Hypnosen während der letzten Jahre gewonnen haben. Diese Erfahrungen sind unter Anwendung der SOL-Hypnose reproduzierbar.

Während einer solchen Hypnosebehandlung gelangen unsere Klienten in den erweiterten Bewusstseinszustand einer Tieftrance, der gekennzeichnet ist von erhöhter Aufmerksamkeit bei zugleich eingeschränkter Kritikfähigkeit. Äußerlich zu erkennen ist dieser Zustand der Tieftrance an den Augen, die hinter den geschlossenen Lidern zu rollen beginnen. Vielfach öffnet der Klient auch seine Augen, zeigt aber in dieser Trancetiefe keinerlei Pupillenreaktion oder Lidschlussreflex.

In diesem Zustand ist die Wahrnehmung gegenüber dem Wachbewusstsein um ein Vielfaches erweitert, da hier der Filter, den ansonsten das Bewusstsein bildet, höchst durchlässig ist. Wenn auch die Antworten auf die Fragen des Hypnosetherapeuten sehr leise, meist sehr berührt und gedehnt kommen, so ist dennoch die direkte Kommunikation mit dem Unterbewusstsein eines sich in Tieftrance befindlichen Menschen problemlos möglich. Hier eröffnen sich Aspekte des menschlichen Seins, die alles, was gesellschaftlich als Wissen über das Leben akzeptiert ist, weit übertreffen:

Wir alle sind unvergänglicher Teil einer umfassenden immateriellen Realität, eines Feldes von Informationen und Gefühlen, in dem wir bedingungslos geliebt und angenommen sind. Wenn wir dieses Feld auch bewusst nicht wahrnehmen können, so sind wir dennoch zu jedem Zeitpunkt unseres Lebens unbewusst mit ihm verbunden.

Den Nachweis hierüber und über die Potenziale, die hierin begründet sind, führen wir auf Basis der Analyse unserer Hypnosen der letzten Jahre.

Wir wünschen Ihnen, dass Sie hier das finden mögen, wonach Sie im Stillen vielleicht schon lange suchen.

Meine Heimat bin ich selbst

Albert Vigoleis Thelen (1903 - 1989)

Woher, zum Kuckuck, weiß der Kuckuck

... wie sein Ei auszusehen hat, wenn er es heimlich in ein fremdes Nest legt? Egal, welchem Vogel er sein Ei auch unterjubelt, es sieht immer genauso aus wie die Eier, die sich schon in dem Nest befinden, allenfalls ist es etwas größer. Die Wirtsvögel bemerken den Schwindel nicht, brüten das Ei aus und ziehen den kleinen Kuckuck groß. Nur, wie bewerkstelligt der Kuckuck dieses Kunststück, sein Ei so genial anzupassen? Hat vielleicht die Energie der Wirtsvögel Einfluss auf die Färbung und Pigmentierung des Kuckuckseies, das in der Kuckucksmutter heranwächst? Eine schlüssige Erklärung für dieses Phänomen gibt es jedenfalls bis heute nicht.

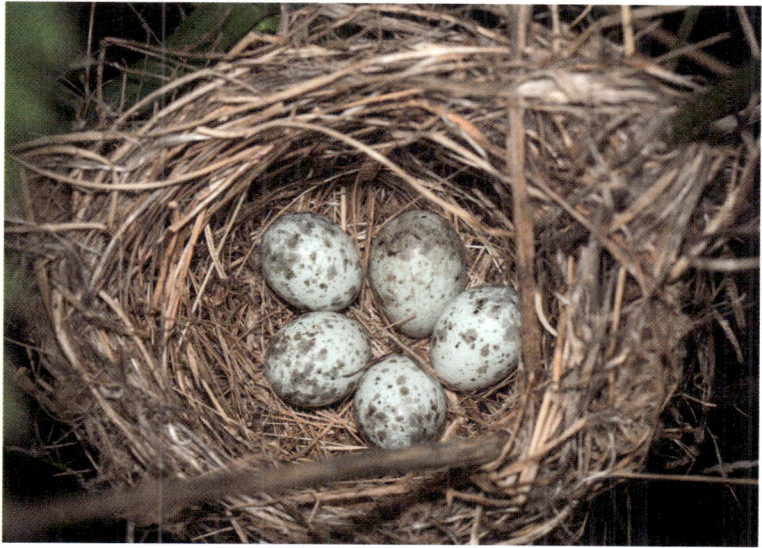

Kuckucksei im Nest der Grasmücke (oben rechts)

Vor ein anderes Rätsel stellen uns die Brieftauben mit ihrem untrüglichen Orientierungssinn. Auch über tausende von Kilometern finden sie präzise ihren Weg nach Hause. Um diesem Geheimnis auf die Spur zu kommen, haben ihnen Forscher in vielen Experimenten einmal die Nasenlöcher verklebt, um so den Geruchssinn auszuschalten, ein anderes Mal die Sehfähigkeit durch milchiges Eintrüben der Augen verringert oder sie mit starken Magneten versehen, um den Einfluss des Erdmagnetfeldes zu eliminieren. Bei jedem der Versuche fanden die Brieftauben zielsicher zurück in ihren Schlag, manche brauchten nur etwas länger. Auch dieses Rätsel der Natur ist bis heute ungelöst. Könnte auch hierbei ein unsichtbares Informationsfeld eine Rolle spielen?

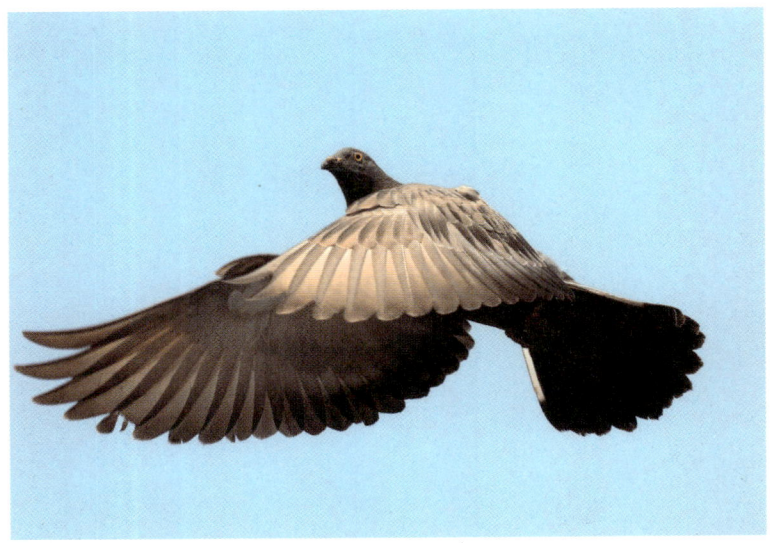

Brieftaube – Meister der Orientierung

Viele Fischarten bilden riesige Schwärme, um sich so vor ihren natürlichen Feinden zu schützen oder um auf diese Weise leichter an Futter zu gelangen. Hierbei verhält sich der gesamte Schwarm intelligenter als jeder einzelne Fisch für sich. Forscher bezeichnen dieses Phänomen als Schwarmintelligenz. In solchen Fischschwärmen gibt es kein Leittier, das die Richtung vorgibt. Alle Fische eines Schwarms sind gleichberechtigt. Auf irgendeine geheimnisvolle Weise scheinen sie miteinander in Verbindung zu stehen, sodass der gesamte Schwarm zeitgleich seine Richtung oder seine Formation ändern kann, ohne dass die Fische miteinander kollidieren. Könnte es sein, dass alle Fische eines Schwarms ein gemeinsames Informationsfeld bilden, dessen Impulsen jeder einzelne Fisch bedingungslos und umgehend folgt?

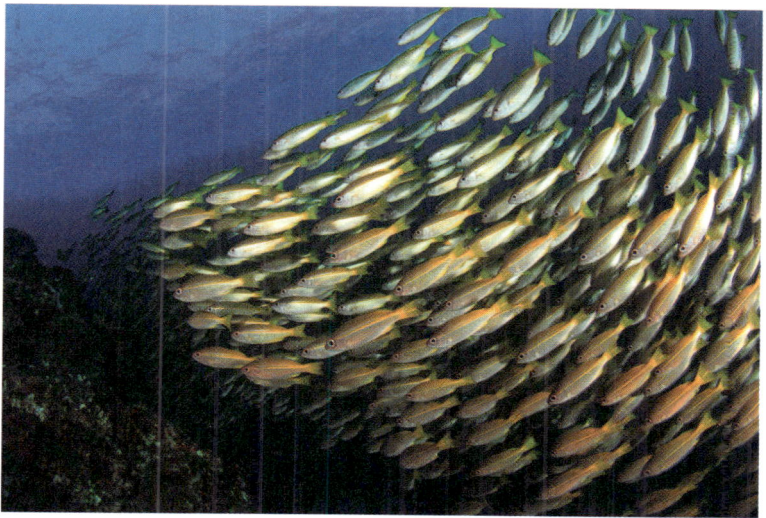

Schwarmintelligenz – die optimale Formation in jeder Situation

Ein weiteres Wunder der Natur finden wir in einem Wespen- oder Hornissennest. Etwa Mitte April erwacht die Königin aus ihrem Winterschlaf und sucht sich eine geeignete Stelle, um ein Nest zu bauen, zum Beispiel einen hohlen Baum. Aus verwittertem Holz, das beinahe ausschließlich aus Cellulose besteht, formt sie zusammen mit ihrem Speichel die ersten Waben, in denen sie ihre Eier ablegt.

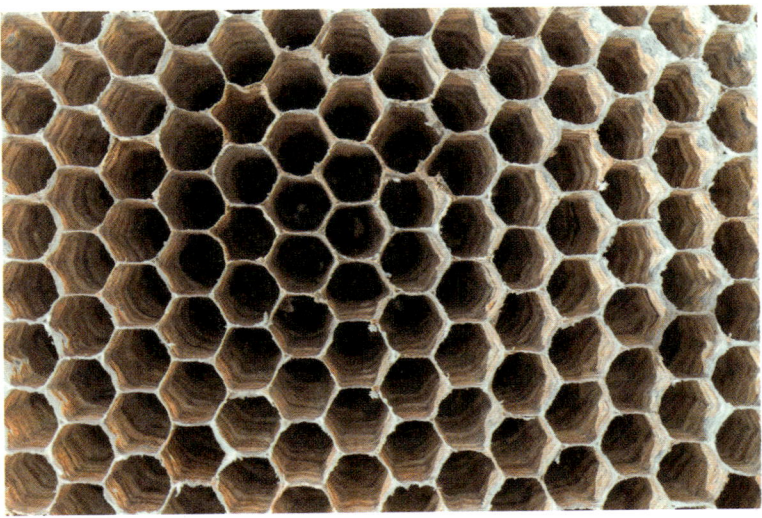

Schnitt durch ein Hornissennest – Perfektion pur

Nach kurzer Zeit schlüpfen die jungen Hornissen und beteiligen sich sofort am Bau des Nestes. Dessen äußerst stabile und ausgeklügelte Konstruktion besteht schließlich aus hunderten von sechseckigen Waben, die auf mehreren Ebenen angeordnet sind.

Zugleich durchzieht ein hoch effizientes Lüftungssystem das gesamte Nest, um die Innentemperatur auf diese Weise möglichst konstant auf 30° C zu halten, was der optimalen Bruttemperatur entspricht.

Die wabenförmige Konstruktionsweise eines solchen Nestes ist so genial, dass Ingenieure diese zum Vorbild genommen haben, um hochfeste Leichtbau-Konstruktionen nach diesem Muster zu entwickeln.

Doch bei aller Bewunderung für die technische Meisterleistung, nur aus Speichel und Cellulose komplexe Bauwerke erstellen zu können, stellt sich nun die Frage, woher die kleine Hornisse ihre immensen Kenntnisse und Fertigkeiten hat. Statt eines Gehirns verfügt die Hornisse lediglich über einige vernetzte Nervenknoten. Somit dürfte sie kaum in der Lage sein, ihren Nestbau präzise zu planen.

Könnte es daher nicht eher sein, dass sie einfach baut, ohne auch nur einmal darüber nachzudenken? Und wenn ja, dass sie alle Informationen, die sie hierzu benötigt, aus einem unendlichen Feld von Informationen erhält, einem Feld, dem sie bedingungslos und völlig natürlich vertraut?

So, wie die kleine Hornisse, agiert offensichtlich auch jede andere Lebensform der Natur, jedes Tier, jede Pflanze, jede Zelle – natürlich, instinktiv und in vollkommener Perfektion.

Selbstverständlich wird die Vielfalt der Lebensformen auf unserem Planeten und deren optimale Anpassung an ihren Lebensraum das Ergebnis einer permanenten Weiterentwicklung sein, so wie es Charles Darwin schon 1859 mit seiner Evolutionstheorie postulierte. Hiernach ist jede Spezies, und so auch der Mensch, das Produkt ihrer Gene. Durch Mutation und Selektion überleben demzufolge nur die stärksten und am besten angepassten Spezies. Dies würde, bei konsequenter Betrachtung, für die kleine Hornisse, die Fische, die Vögel und alle anderen Lebensformen bedeuten, dass sie alle Informationen, die sie benötigen, um ihr Leben zu meistern, von Geburt an in sich trügen.

Wenn auch die Evolutionstheorie logisch erscheint, so erklärt sie dennoch nicht, wie sich die Lebewesen auf ihre jeweils aktuellen Umweltbedingungen einstellen. Hier muss es noch irgendetwas Zusätzliches geben, das die instinktiven Reaktionen der Lebewesen auf die aktuelle Situation auslöst, eine Art Rückkopplung also. Die Taube findet von jedem beliebigen Ort aus ihren Heimweg. Die Fische des Schwarms wechseln plötzlich koordiniert und zielbestimmt ihre Richtung, ganz wie es die aktuelle Situation erfordert. Die kleine Hornisse passt die Bauweise ihres Nestes genau an dessen Standort an und in der Kuckucksmutter wächst ein Ei heran, das genauso aussieht wie die Eier der jeweiligen Wirtsvögel.

Wenn die Vererbung allein bestimmend wäre, so müssten die Gene der Lebewesen unendlich viele Informationen beinhalten, für jede Lebenssituation eine. Diese eine, und zwar die zur jeweiligen Situation passende, müsste zudem in Bruchteilen von Sekunden abgerufen werden können. Selbst dies würde nicht erklären, wie der Fischschwarm schlagartig seine Richtung ändern kann, denn hierzu ist zweifelsfrei eine wie auch immer geartete Kommunikation der Fische erforderlich.

Daher ist zwingend anzunehmen, dass die Gene nur so etwas wie eine Grundinformation darstellen und dass die Steuerung und Kommunikation der Tiere über ein instinktiv wahrgenommenes Energiefeld von Informationen erfolgen. Da dieses Energiefeld offensichtlich intuitiv wahrgenommen wird, es also eine direkte Wechselwirkung mit der Psyche eingeht, bezeichnen wir es als „psychoenergetisches Feld".

Wenn ein solches Feld von psychischer Energie existent ist und dieses von allen Lebensformen der Natur intuitiv wahrgenommen werden kann, dann müsste es uns als Menschen ja auch möglich sein, dieses Feld wahrzunehmen. Warum bemerken wir hiervon in unserem Alltag nichts? Gelingt es uns vielleicht sogar, das psychoenergetische Feld nachweisbar zu beeinflussen? Doch wenn wir dieses Energiefeld beeinflussen könnten, bedeutete das nicht im Umkehrschluss, dass auch wir als Menschen von dem psychoenergetischen Feld beeinflusst werden würden?

Kommt unsere Intuition vielleicht direkt aus diesem psychoenergetischen Feld? Oder sogar unsere individuelle Identität?

Um zu belastbaren Antworten auf all diese Fragen zu kommen, müssen wir uns zunächst einmal mit der Frage beschäftigen, wie unsere menschliche Wahrnehmung funktioniert und inwiefern sich diese gegebenenfalls von der tierischen unterscheidet.

Wahrnehmung - nichts ist, wie es scheint

Stellen wir uns einmal vor, wir würden in Frankfurt in ein Flugzeug steigen, um eine Reise nach Neuseeland anzutreten. Nach einem Zwischenstopp in Bangkok befinden wir uns einen Tag später im Zentrum von Auckland, vielleicht in einem Café. Wir blicken sinnierend in unsere Tasse, lehnen uns ganz entspannt in den Sessel zurück und denken einmal darüber nach, wo wir uns befinden und was sich gegenüber zu Hause verändert hat.

Mal sehen, also, wir haben unsere Uhren um 10 Stunden vorstellen müssen, da wir auf unserer Reise der Sonne entgegen geflogen sind und wir freuen uns darauf, Neuseeland zu entdecken, aber ansonsten hat sich nach unserem Empfinden nichts geändert, absolut nichts. Das ist für uns vollkommen normal, etwas anderes haben wir auch nicht erwartet. Aber was ist denn aus physikalischer Sicht tatsächlich passiert? Betrachten wir uns doch einfach einmal von oben, von weit oben, also aus dem Weltraum.

Aus dieser Perspektive sehen wir, wie wir in Neuseeland mit den Füßen an der Erde kleben, mit dem Kopf nach unten. Für den Physiker ist das ganz normal. Er weiß, dass wir wie jede Form von Materie, und zum Glück auch unser Kaffee, den Gravitationskräften unterliegen und diese wirken nun mal an jedem Ort der Erde in Richtung Erdmittelpunkt. Deshalb ist für uns von der Gravitation her die Erdoberfläche immer unten, ganz gleich an welchem Ort auf der Erde wir uns auch befinden. Aber wieso bemerken wir nichts davon? Und auch nichts von der Drehung der Erde?

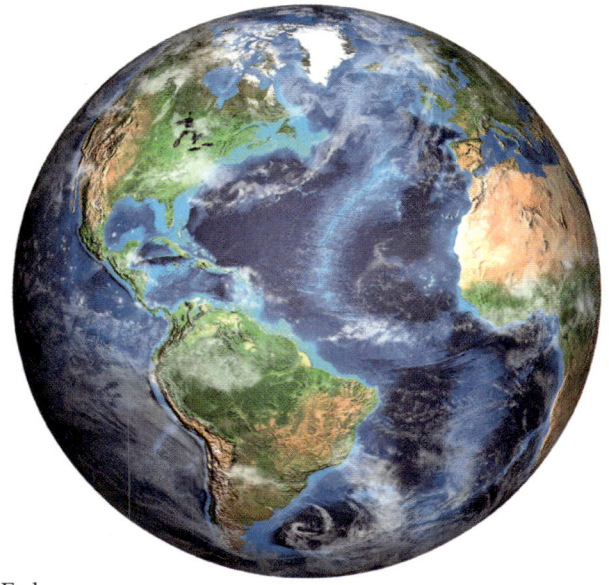

Planet Erde

Die Erde ist eine Kugel mit einem Umfang von rund 40.000 km. Diese Kugel dreht sich 1-mal am Tag um ihre eigene Achse. Wenn wir uns am Äquator befinden, zum Beispiel in Ecuador oder in Kenia, dann legen wir 40.000 km an diesem einen Tag zurück, 40.000 Kilometer in 24 Stunden, ohne dass wir uns selbst auch nur einen Millimeter bewegen. Unsere Bahngeschwindigkeit beträgt hier also rund 1.660 km/h.

In Köln beträgt der Umfang um die Erdachse nur noch 25.000 km. Dort sind wir also mit einer Bahngeschwindigkeit von rund 1.040 km/h unterwegs, ohne dass wir das Geringste davon bemerken. Wenn wir uns auf dem Nordpol oder dem Südpol befänden, dann würden wir uns ganz gemächlich nur 1-mal in 24 Stunden um unsere eigene Achse drehen. Darüber hinaus bewegen wir uns noch einmal pro Jahr mit unserem ganzen Planeten um die Sonne, was immerhin einer Geschwindigkeit von rund 108.000 km/h entspricht. Aber auch hiervon bemerken wir natürlich nichts, weil unser Gehirn unsere Wahrnehmung ständig korrigiert.

Alles, was wir wahrnehmen, also für uns als „wahr" annehmen, ist eine Konstruktion unseres Gehirns. Wenn wir zum Beispiel an einem Bahnübergang stehen und einen vorbeifahrenden Zug anschauen, nehmen wir mit unseren Sinnesorganen physikalische Signale auf. Das vom Zug reflektierte Sonnenlicht trifft als elektromagnetische Strahlung auf Rezeptoren in unserer Netzhaut. Dort wird diese Strahlung in bioelektrische Energie umgewandelt, in Feuerungsraten von Neuronen.

Die so kodierten Informationen werden an die Sehareale im Gehirn weitergeleitet. Von dort aus werden dann wieder andere Hirnregionen in den Prozess mit einbezogen, wodurch Komponenten wie Vorerfahrung oder Aufmerksamkeit mit einfließen. Parallel hierzu werden andere Umweltsignale wie Luftdruckschwankungen oder mechanische Schwingungen in ähnlicher Weise prozessiert, bis aus dem komplexen Feuerwerk von Neuronen schließlich die individuelle Wahrnehmung des Zuges entsteht, der mit farbigen Wagen ratternd vorbeidonnert, so dass die Erde erzittert. Wie genau aus dem ganzen Neuronen-Feuerwerk die Wahrnehmung und die damit verbundenen Gefühle entstehen, ist ein bis heute ungelüftetes Geheimnis der Natur, das in der Philosophie auch als „Leib-Seele-Problem" bezeichnet wird.

Wie dem auch sei, die Wahrnehmung ist ein sehr komplexer Prozess, in den alles im Leben Erlernte und jede jemals gemachte Erfahrung unbewusst mit einbezogen werden. Somit ist nicht davon auszugehen, dass 2 Menschen, die dasselbe sehen, auch dasselbe wahrnehmen. Jedes Gehirn erzeugt hierbei seine eigene Wahrheit. Allerdings kann man bei Menschen, die im gleichen Kulturkreis aufgewachsen und somit ähnlich geprägt sind, systematisch gleiche Fehlleistungen in der Wahrnehmung erkennen, zumindest, wenn das Gehirn vor außergewöhnliche Aufgaben gestellt wird.

So ist zum Beispiel das Lesen in unserem Kulturkreis hoch trainiert. Diese Vorerfahrung versucht das Gehirn in den Vordergrund zu stellen. Wenn wir die Farben der folgenden Wörter benennen wollen, bemerken wir erstaunt, wie schwer uns das fällt. Könnten wir allerdings noch nicht lesen, wäre es kinderleicht.

rot gelb grün blau schwarz grau orange

Gar nicht so einfach, oder? Dieses Phänomen, das in der Experimentalpsychologie als „Stroop-Effekt" bekannt ist, tritt bei mentalen Verarbeitungskonflikten auf. Es zeigt, dass gut trainierte Vorgänge, wie in diesem Fall das Lesen, nahezu automatisch ablaufen, während ungewöhnliche Aufgaben, wie hier das Benennen der Farben, deutlich mehr Aufmerksamkeit erfordern. Entspricht die Farbe der Buchstaben nicht der Bedeutung des Wortes, so verlängert sich die Reaktionszeit und die Fehlerquote steigt.

Der gleiche Effekt tritt auf, wenn wir vor die Aufgabe gestellt werden, von 2 Zahlen, die uns jeweils paarweise im Sekundentakt auf einem Bildschirm präsentiert werden, zum Beispiel 3 und 5, die jeweils höhere zu benennen. Insbesondere bei einstelligen Zahlen stellt das überhaupt kein Problem für uns dar. Schwierig wird es aber sofort, wenn die Schriftgröße der Zahlen unterschiedlich ist. Wird hierbei die höhere Zahl nach dem Zufallsprinzip kleiner dargestellt als die niedrigere, steigen die Reaktionszeiten und Fehlerquoten sprunghaft an. Offensichtlich setzt unser Gehirn voraus, dass die Zahlen, wenn sie schon in unterschiedlichen Schriftgrößen dargestellt werden, zumindest so dargestellt sind, dass die 5 bitteschön in größerer Schrift zu erscheinen hat als die 3.

Wir haben an jedem Tag unseres Lebens vieles erlernt, wobei sich Strukturen und Programme in unseren Gehirnen entwickelt und fest verankert haben, die durch Signale aus der Umwelt automatisch abgerufen werden.

Das Gehirn produziert so seine eigene Wahrheit und bietet uns diese als unumstößliche Tatsache an. Ob diese Realität auch objektiv messbar, also tatsächlich real existent ist, interessiert unser Gehirn hierbei herzlich wenig.

Wenn wir uns die folgende Abbildung anschauen, dann sind wir uns alle sofort einig, dass die Figur auf der rechten Seite deutlich größer ist als die auf der linken. Die mittlere liegt irgendwo dazwischen. Das ist die Realität, die jedes unserer Gehirne wahrnimmt. Wenn wir allerdings nachmessen, stellen wir verblüfft fest, dass alle 3 Figuren gleich groß sind.

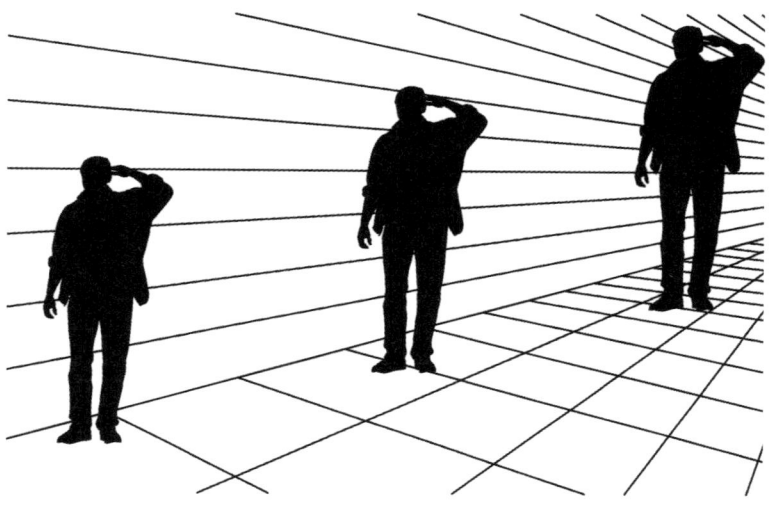

Einfluss des Kontextes auf die Wahrnehmung

Betrachten wir das Bild allerdings aus einiger Entfernung, so können wir uns das Messen ersparen.

Von weitem verschwindet der Einfluss der Linien, die den Kontext, also die Umgebung bilden. Jetzt löst sich die Perspektive auf und die Figuren werden in ihrer wahren Größe erkannt.

Mit der nächsten Abbildung, die eine unlogische Konstruktion darstellt, verwirren wir unser Gehirn dergestalt, dass wir förmlich bemerken, wie es versucht, uns eine sichere Wahrnehmung zu präsentieren, diese aber immer wieder zurückzieht. Es kennt eben keine unlogischen Konstruktionen und kommt so mit seinen Lösungsansätzen immer wieder ins Schleudern.

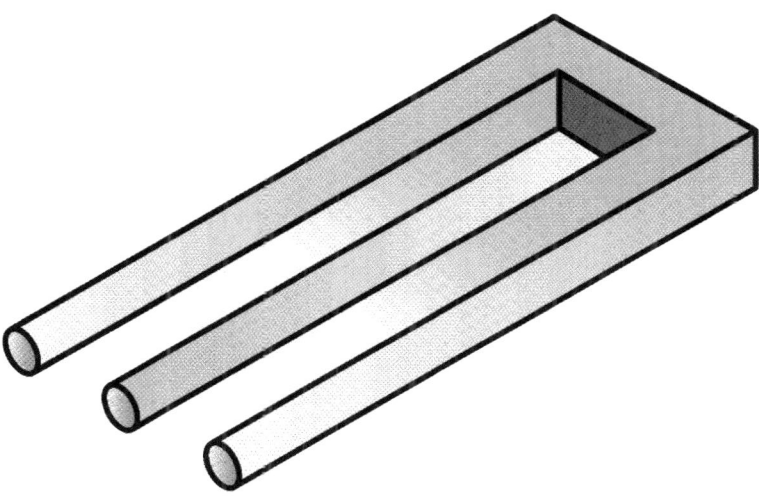

Unlogische Konstruktion

Beim nächsten Bild wird es noch verrückter. Das Gebilde dürfte bei jedem Betrachter die Assoziation eines Riesenrades auslösen, wenngleich es nur schemenhaft dargestellt und die Tragkonstruktion nur angedeutet ist. Und was macht ein Riesenrad? Es dreht sich. Und was versucht unser Gehirn uns vorzugaukeln? Die Drehung des vermeintlichen Riesenrades.

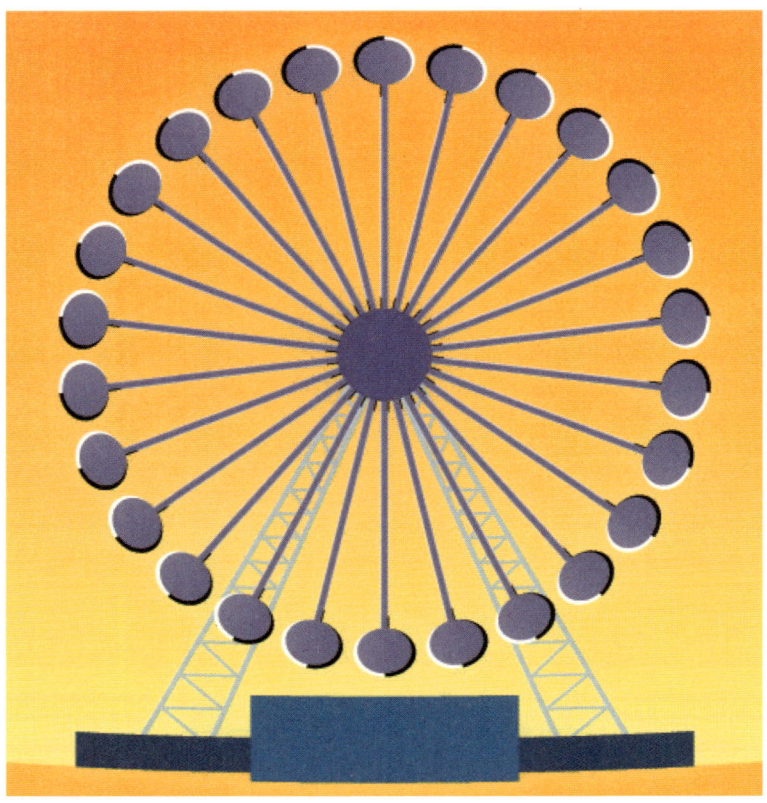

Das assoziierte Riesenrad dreht sich

Hiermit ist unser Gehirn nun völlig überfordert. In seinem Bemühen, uns eine passende Wahrnehmung zu präsentieren, sucht es nach unbewussten Erfahrungen, denen es die unten stehende Abbildung zuordnen kann. Natürlich findet es keine, da wir nichts gelernt haben, was zu der abstrakten Darstellung passen könnte. Bei der ständigen Suche nach einer Interpretation der Sinneseindrücke entsteht der Eindruck einer Dynamik, die selbstverständich in der Realität nicht existiert.

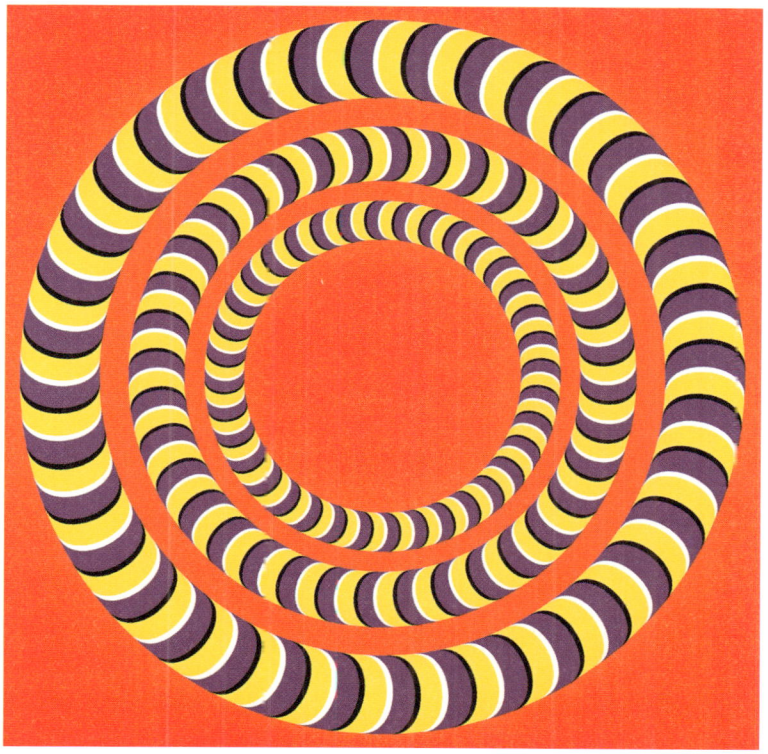

Dynamik durch Interpretationsversuche des Gehirns

Insgesamt sehen wir also nur das, was wir zu sehen gelernt haben, und das nur in einem sehr kleinen Frequenz-
bereich der elektromagnetischen Strahlung des Lichts. Das
Gleiche gilt natürlich analog für unsere anderen Sinne, also
für das Hören, Riechen, Tasten und Schmecken.

Ohne, dass wir das Geringste dagegen machen können,
ist unsere Wahrnehmung also sehr stark beeinflusst von
den individuellen Vorerfahrungen, die jeder für sich in seinem Leben gemacht hat. Dabei ist es vollkommen unerheblich, ob diese Vorerfahrungen bewusst erinnert werden
oder nicht. Sie sind tief in unserem Unterbewusstsein abgespeichert und rufen im Prozess der Wahrnehmung un-
willkürlich Gefühle hervor. Diese können, je nach Art der
Vorerfahrung, neutral sein, aber auch Gefühle höchsten
Glücks oder tiefsten Leids, und natürlich auch die gesamte
übrige Palette dazwischen.

Stellen wir uns einmal vor, dass 3 Menschen ein und
denselben Gegenstand betrachten, sagen wir mal, einen ro-
ten Sportwagen. Physikalisch gesehen, handelt es sich um
ein einziges Objekt, das aber nun Auslöser ist für 3 grundverschiedene Wahrnehmungen. Der erste denkt: „Schönes
Design, ganz nett." Seine Wahrnehmung ist eher neutral.
Der zweite ist vor Begeisterung ganz aus dem Häuschen.
Er ist Motorsport begeistert und kennt jedes Detail dieses
Autos. Dem dritten ist der Schreck in alle Glieder gefahren.
Er war einmal in einen Unfall mit einem solchen Auto ver-
wickelt und die damaligen Bilder und Gefühle sind ihm

sofort wieder präsent. Bei der Wahrnehmung verknüpft unser Gehirn die Sinnesreize also immer mit unseren individuellen Vorerfahrungen und erzeugt so die hiermit einhergehenden Gefühle.

Unsere individuelle Vorerfahrung beeinflusst auch den Fokus, mit dem wir die Welt betrachten. Wenn wir durch eine Fußgängerzone schlendern, sehen wir Leute aller Couleur, ohne dass uns etwas Besonderes auffällt. Erwarten wir aber ein Kind, so sehen wir plötzlich überall schwangere Frauen und Kinderwagen, die uns vorher nie aufgefallen sind. Der unbewusste Fokus ist nun ein anderer. Wenn sich die Lebenssituation verändert, nehmen wir plötzlich etwas wahr, das vorher auch schon da gewesen ist, von uns aber nicht bemerkt wurde. Dieses hatten wir zwar gesehen, aber nicht wahrgenommen, weil unser Unterbewusstsein unsere Aufmerksamkeit nicht darauf gerichtet hatte. Die diesbezüglichen Sinnesreize wurden vom Gehirn ignoriert.

Jetzt sind wir beim präfrontalen Cortex, dem individuellen Filter der Sinnesreize. Dieser entscheidet ganz allein, ob wir etwas wahrnehmen oder nicht. Der präfrontale Cortex ist, vereinfacht ausgedrückt, ein Hautlappen, der den vorderen Teil des Neocortexes, der Hirnrinde, bildet. Er wird aktiv, wenn wir etwas planen oder komplexe Probleme lösen. Hier ist unser Ich-Bewusstsein, also unser Ego, unsere Persönlichkeitsstruktur und somit unser ganzes Weltbild angesiedelt.

Es dauert bis zu 25 Jahren, bis sich der präfrontale Cortex vollkommen ausgebildet hat, da dieser Prozess mit der Persönlichkeitsentwicklung einhergeht.

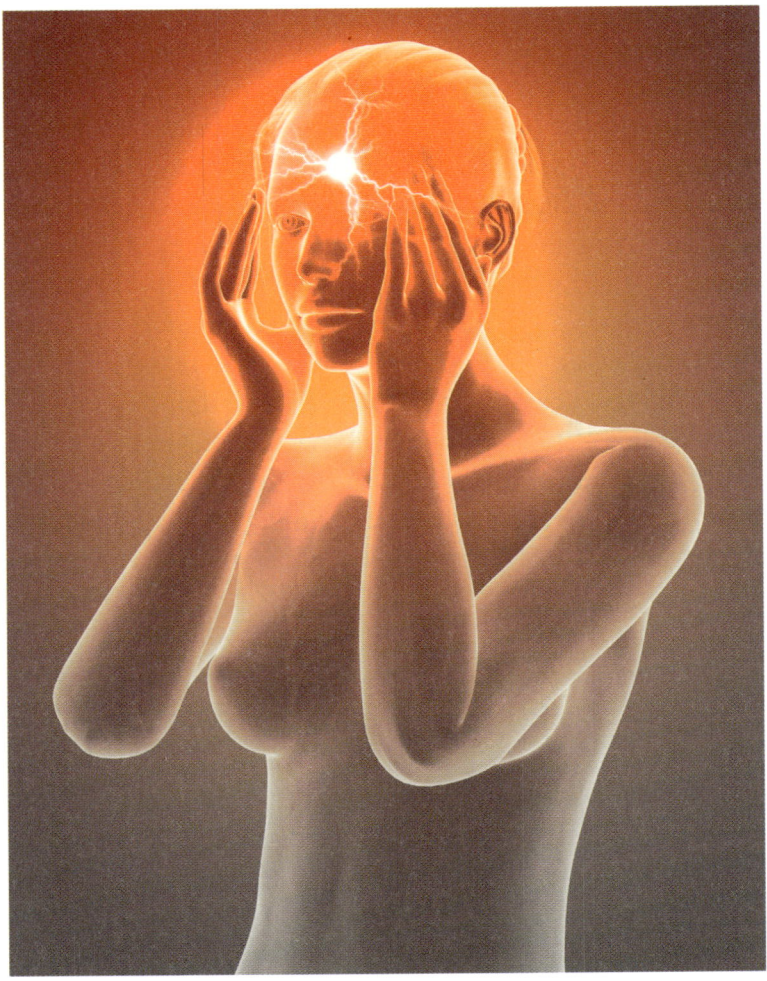

Symbolisch: präfrontaler Cortex – Filter der Sinnesreize

Im präfrontalen Cortex werden die Signale aus der Umwelt selektiert, wodurch unser Gehirn noch schneller und leistungsfähiger wird. Die Entscheidung, ob ein Signal aufgenommen und somit zu einer Information wird, trifft der präfrontale Cortex blitzschnell und ohne unser bewusstes Zutun. Wenn hier ein Sinnesreiz ankommt, der nicht zu unserem Weltbild passt, dann wird er einfach ignoriert, ohne dass wir das Geringste davon bemerken. Auf diese Weise werden alle unsere Sinneseindrücke unbewusst gefiltert, so dass wir eine bewusste Wahrnehmung nur dann machen können, wenn die aufgenommenen Umweltsignale zu unseren Vorerfahrungen passen.

Durch den Neocortex, und hier vor allem durch den präfrontalen Cortex, ist der Mensch mit der phänomenalen Eigenschaft des bewussten und zielgerichteten Denkens ausgestattet. Durch sein Bewusstsein ist er in der Lage, sein Leben kreativ zu gestalten. Er ist kulturfähig und kann so die niedergeschriebenen und abgespeicherten Erfahrungen vorangegangener Generationen nutzen und weiterentwickeln. Er kann über sich selbst nachdenken, über den Sinn des Lebens philosophieren und Zukunftspläne schmieden. Der Mensch ist aktiver, kreativer Teil der Schöpfung, und das alles nur durch einen kleinen Hautlappen an der Hirnrinde. Genau diese Fähigkeit, in unbegrenztem Umfang bewusst kreativ zu denken und zu handeln, macht den Unterschied zum Tier aus, das im Gegensatz hierzu fast ausschließlich instinktiv, also unbewusst, agiert.

Natürlich verfügt der Mensch ebenso über ein Unterbewusstsein, aus dem heraus er intuitiv agiert, wobei unbewusste Vorgänge etwa eine Million mal schneller ablaufen als bewusste Entscheidungen getroffen werden können. Das Unterbewusstsein steuert alle Körperfunktionen, vom Herzschlag bis zum Immunsystem, jede einzelne Zelle unseres Körpers. Hier sind zudem alle jemals gemachten Erfahrungen enthalten, die im Prozess der Wahrnehmung zu Gefühlen führen und so unsere gesamte Lebensqualität direkt beeinflussen.

Nur maximal 5 Prozent aller Entscheidungen werden bewusst getroffen, während das Unterbewusstsein vollkommen unbeachtet die restlichen 95 Prozent wie von selbst erledigt. Und dennoch ist sich der Mensch jederzeit absolut sicher, dass er vollkommen bewusst und rational handelt, und zwar auf der Grundlage seiner Lebenserfahrung und seines angelernten Wissens. Selbst wenn er wollte, so könnte er hierüber gar nicht anders denken, weil er durch seinen eigenen präfrontalen Cortex, der sein Ego bildet, eingeschränkt ist.

Vielleicht findet die Taube ja gerade deshalb ihren Weg, weil sie kein Ego hat. Vielleicht kommen die Tiere gerade deshalb in ihrem Lebensraum so gut zurecht, weil sie kein Ego benötigen, sondern einfach ihren Instinkten folgen. Für uns stellt sich nun die Frage, wie sich die inneren Überzeugungen entwickelt haben, die den Filter des präfrontalen Cortexes bilden.

Offen für alles – bis das Ego anklopft

Ein Baby, das gerade auf die Welt gekommen ist, nimmt alle Sinneseindrücke vollkommen kritiklos in sich auf, etwa so wie ein Schwamm, der sich mit Wasser vollsaugt. Die Hirnwellen des Säuglings schwingen dabei im Delta-Bereich, extrem langsam, mit etwa 1 bis 3 Hertz (Hz), also maximal 3 Schwingungen pro Sekunde. Bei diesen Werten befände sich ein Erwachsener in einem Zustand vollkommener Bewusstlosigkeit, zum Beispiel im Tiefschlaf, aber für den Säugling sind diese niedrigen Hirnfrequenzen genau richtig. Das Baby lernt hierbei mit unglaublicher Geschwindigkeit und stellt sich so auf seine neue Umwelt ein.

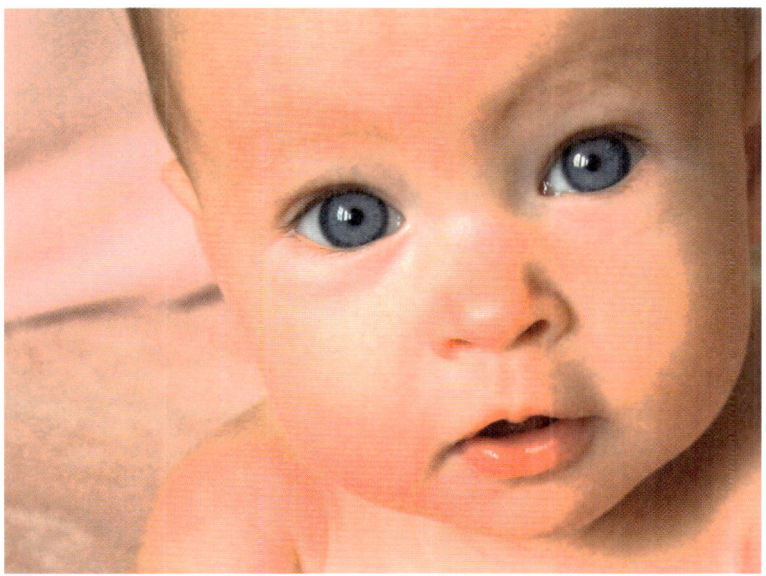

Ein Baby nimmt alle Eindrücke ungefiltert auf

Während seiner ersten beiden Lebensjahre ist ein Baby von seinen Hirnfrequenzen her nahezu ständig im Zustand einer hypnotischen Tieftrance. Alles, was es nun erfährt oder was ihm widerfährt, ist prägend für sein ganzes Leben. Es sucht den Augenkontakt zu seinen Eltern und den Personen in seiner Umgebung. Wird der Blick des Babys liebevoll erwidert und erhält es liebevollen Körperkontakt, so erfährt es für sich Liebe und Geborgenheit und damit inneres Wachstum. Ist das Gegenteil der Fall, so könnte es sich in sich selbst zurückziehen und somit möglicherweise autistisch werden.

Beim Kleinkind steigen die Hirnfrequenzen dann etwa bis zum 6. Lebensjahr auf 4 bis 7 Hz an. Dieser Schwingungsbereich wird als Theta-Phase bezeichnet. Wenn ein Erwachsener sich im Theta-Zustand befindet, ist er entweder gerade eingeschlafen oder auf andere Weise zu tiefer, innerer Ruhe gekommen, zum Beispiel durch Meditation. Das Kleinkind hingegen ist im Theta-Zustand quietschfidel und aufmerksam. Das ist die Zeit der Phantasiereisen, der Märchen- und Geschichtenerzählungen. Hier fiebert das Kleinkind regelrecht mit und erfährt die Welt auf seine ganz eigene Weise. Wenn es hierbei dann zum Ausdruck bringt, was es sieht oder hört und so zum Beispiel von Engeln und Feen erzählt, dann lächelt der Erwachsene nachsichtig. Er weiß, dass der Theta-Zustand, in dem sich das Kind befindet, auch als hypnagogischer Zustand bezeichnet wird, ein Zustand, in dem nach allgemeiner Auffassung Pseudohalluzinationen auftreten.

Solche Halluzinationen sollen für das Kind absolut real sein. Es soll demnach wissen, dass es halluziniert, aber nicht in der Lage sein, darauf zu reagieren. Was aber wäre, wenn das Kind die Feen und Elfen, von denen es erzählt, tatsächlich wahrgenommen hätte? Dann könnten die Erwachsenen sich einfach nur nicht vorstellen, dass es so etwas gibt. Somit wäre die Realität der Erwachsenen verschieden von der Realität, die das Kleinkind im hypnagogischen Zustand wahrnimmt. Damit erhebt sich die Frage, ob etwas nur deshalb nicht real existent sein kann, weil wir es als Erwachsene nicht wahrnehmen können.

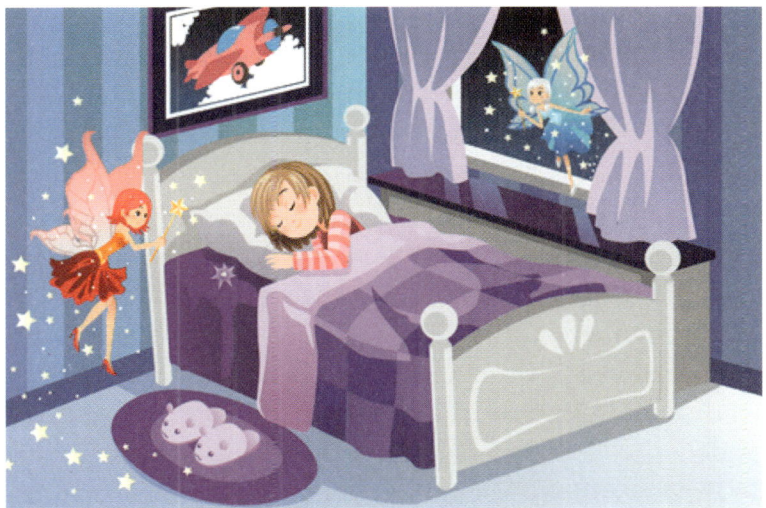

Pseudohalluzinationen – Realität oder Fiktion?

Auf jeden Fall ist die Tatsache, dass sich die Kinder im Alter von etwa 2 bis 6 Jahren im Theta-Zustand befinden, eine geniale Einrichtung der Natur.

In diesem Zustand, der dem einer leichten hypnotischen Trance sehr ähnlich ist, lernen die Kinder mit unglaublicher Geschwindigkeit. Sie erlernen so mühelos die Sprache und die Abläufe des Zusammenlebens in der Gesellschaft, in die sie hineingeboren wurden. Auch dieser Lebensabschnitt ist prägend für das ganze Leben.

Erst ab dem Alter von etwa 6 Jahren beginnt sich das Ego auszubilden und damit der präfrontale Cortex, der Filter, der uns eine objektive Wahrnehmung unmöglich macht, weil er dauernd wertet und Sinnesreize ausblendet, ohne dass wir dies auch nur im Ansatz bemerken. Dieser Prozess der Entwicklung von Persönlichkeitsstrukturen ist mit dem Ende der Pubertät sehr weit fortgeschritten, aber bis zum vollständigen Auswachsen des präfrontalen Cortexes kann es noch Jahre dauern.

Bei diesem Prozess des persönlichen Wachstums steigt auch die Hirnaktivität kontinuierlich an. Die Frequenz der Hirnwellen steigt mit dem Grad der Konzentration und der emotionalen Erregung. So zeigt das EEG für den Erwachsenen, der sich in einem sehr ruhigen Zustand befindet, also kurz vor dem Einschlafen ist, mit etwa 8 bis 15 Hz den Alpha-Zustand an. Mit steigender Konzentration, was einer steigenden Aktivität im präfrontalen Cortex gleichkommt, nimmt auch die Frequenz der Hirnwellen zu. Während des Tagesablaufs sind wir üblicherweise im Beta-Zustand, der sich über einen Bereich von 16 bis 30 Hz erstreckt. Morgens beim Frühstück sind es vielleicht 20 Hz, während einer konzentrierten Arbeitsphase so um die

25 Hz, bei einer erregten Diskussion vielleicht 28 Hz und beim ruhigen Ausklang des Tages sind es vielleicht wieder 20 Hz. Über 30 Hz beginnt der Gamma-Bereich, aber in den sollten wir besser nicht hineinkommen. Dieser ist gekennzeichnet von allerhöchster Konzentration, die einhergeht mit starken Emotionen bis hin zur Panik. Man könnte den Gamma-Zustand auch als puren Stress bezeichnen.

Normal Adult Brain Waves

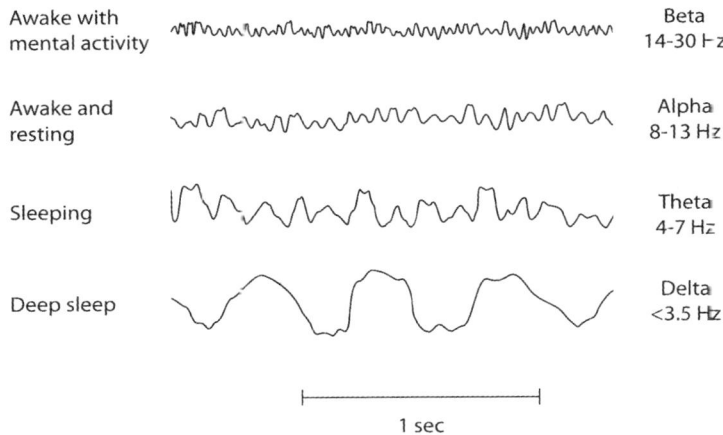

Awake with mental activity		Beta 14-30 Hz
Awake and resting		Alpha 8-13 Hz
Sleeping		Theta 4-7 Hz
Deep sleep		Delta <3.5 Hz

1 sec

Normale Gehirnwellen des Erwachsenen

Ein Erwachsener hat also von Natur aus nicht die Spur einer Chance, bei vollem Bewusstsein in den Theta- oder gar den Delta-Zustand zu gelangen, da er sich bei diesen niedrigen Hirnfrequenzen im Schlaf oder sogar im Tiefschlaf befindet.

Im veränderten Bewusstseinszustand einer hypnotischen Trance allerdings, werden diese niedrigen Hirnfrequenzen bei vollem Bewusstsein, ja sogar mit deutlich erhöhter Aufmerksamkeit erreicht. Mit zunehmender Trancetiefe nimmt hierbei der Einfluss des präfrontalen Cortexes auf die Wahrnehmung immer mehr ab, bis in einer Tieftrance überhaupt keine Kritikfähigkeit mehr vorhanden ist. Nun ist die direkte Kommunikation mit dem Unterbewusstsein möglich, ohne dass der präfrontale Cortex mit seinem erlernten Weltbild und seinen andauernden Wertungen ständig dazwischen funkt.

Homo Sapiens – verstehend ja, aber wirklich weise?

Wir Menschen verfügen über die einzigartige Fähigkeit, komplexe Denkprozesse durchführen zu können. Hierbei sind wir kreativ, indem wir Neues entwickeln und logisch, indem wir hierzu die Erkenntnisse, die zuvor von anderen Menschen gewonnen wurden, gezielt einsetzen und miteinander verknüpfen.

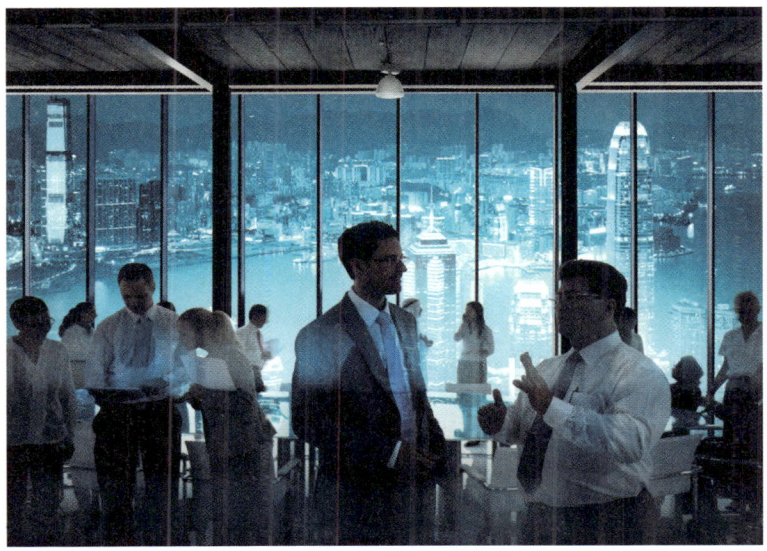

Homo Sapiens – verstehend ja, aber wirklich weise?

Diese Erkenntnisse unserer Artgenossen sind uns als Kleinkinder, in unserer Schulzeit, in der Ausbildung, im Beruf und im Zuge unserer allgemeinen Lebenserfahrung vermittelt worden.

Das so erlangte Wissen, das Tag für Tag erweitert wird, ist geprägt von unserem gesellschaftlichen Umfeld, dem Kulturkreis, in dem wir leben und in dem wir aufgewachsen sind.

Auf diesem, bedingungslos als wahr angenommenen Wissen, bauen wir alle unsere Wahrnehmungs- und Denkprozesse auf, denn das erlernte Wissen und die hiermit einhergehenden Erfahrungen bilden schließlich die Grundlage für unser kreatives Denken und jede weitere Entwicklung. Hierbei akzeptieren wir die Tatsache als selbstverständlich, dass sich unsere Mitmenschen, und wir selbst natürlich auch, darauf spezialisiert haben, bestimmte Berufe, die ihnen besonders gut liegen, zu ergreifen. Auf die Einschätzung und die Erfahrung dieser Spezialisten, seien es Handwerker, Lehrer, Ärzte, Ingenieure, Wissenschaftler, Künstler, Theologen oder alle anderen Berufe und Tätigkeiten, vertrauen wir, und natürlich auf alles, was gesellschaftlich als allgemein anerkannt gilt. Zumindest haben wir es nicht anders gelernt und sind daher so von der Gesellschaft geprägt, aber wir verfügen ja auch über einen klaren Verstand und einen freien Willen. Durch dieses außerordentlich leistungsfähige System der menschlichen Evolution, das seine Wurzeln in der Physiologie des menschlichen Gehirns und hier im Besonderen in der Indoktrinierbarkeit des Neocortexes hat, wurde die rasante Entwicklung des Lebensstandards und der exponentielle technische Fortschritt der letzten 250 Jahre erst ermöglicht.

Allerdings ist in der Geschichte durch genau diese Beeinflussbarkeit von Menschen durch andere Menschen auch großes Leid hervorgerufen worden, und zwar immer dann, wenn Menschen die Verantwortung für ihr eigenes Denken und Handeln zugunsten einer gesellschaftlichen Strömung abgegeben haben. Hierbei spielt offensichtlich noch ein anderer Faktor eine maßgebliche Rolle, nämlich unser psychoenergetisches Feld, nach dem wir gerade suchen.

Wenn Menschen sich zu Gruppen mit gleichen Interessen und Zielen zusammenschließen, beeinflussen sie sich gegenseitig durch unbewusste energetische Interaktionen. Man könnte auch sagen, sie schaukeln sich gegenseitig emotional auf und identifizieren sich durch den so entstehenden Verstärkungseffekt noch stärker mit den Ansichten der Gruppe. Die subjektive Meinungsbildung des Menschen steht also in unbewusster Wechselwirkung mit den Gefühlen anderer Menschen, welche die Ansichten der Gruppe, der er selbst auch angehört, vehement vertreten. Die persönliche Identifikation mit diesen Ansichten, seien sie ideologischer oder religiöser Natur, ist dann so extrem, dass der Mensch nichts anderes mehr gelten lassen kann, selbst wenn er wollte. Die Ego bildende Wirkung des Neocortexes ist immens. So wurden überall und zu allen Zeiten Kriege geführt, Andersgläubige sowie vermeintliche Hexen und Zauberer verfolgt, Revolutionen angezettelt und Wirtschaftskrisen ausgelöst.

Das Wohlbefinden, die Gesundheit und schließlich das gesamte Weltbild des Menschen sind also in hohem Maße abhängig von der Umwelt, in der er herangewachsen ist und in der er lebt. Gerade in den westlichen Industrienationen verändern sich die Lebensumstände mit dem ständig voranschreitenden technischen Fortschritt, und das in einer Geschwindigkeit, die es wohl so auf unserem Planeten noch nie zuvor gegeben hat.

Für die Menschen bedeutet dies, dass sie zwangsläufig unbewusst auf die sich rasch verändernden Umgebungsbedingungen reagieren. Sie stehen schließlich in ständiger Wechselwirkung mit ihrem Umfeld. Erfolgt diese Wechselwirkung in Harmonie zu den inneren Einstellungen, so führt dies zu einer Verbesserung der Lebensqualität und somit zur Stärkung der Gesundheit. Ist allerdings das Gegenteil der Fall, so entsteht durch die permanente Überforderung eine Form von dauerhaftem Stress, der als solcher bewusst nicht wahrgenommen wird, weil er durch das gewohnte Umfeld verursacht ist. Dauerstress führt zu einer Beeinträchtigung des Immunsystems, wodurch ernste Krankheiten entstehen können. Werfen wir also einmal einen Blick auf die Veränderungen in unserem Lebensumfeld.

Wenn wir so zurückdenken an unsere eigene Kindheit in den 1960er Jahren, müssen wir immer wieder schmunzeln, insbesondere, wenn wir uns an die damaligen Lebensumstände erinnern. Nicht, dass wir als Kinder unglücklich gewesen wären, ganz im Gegenteil, aber was für eine gewaltige Entwicklung haben wir in den letzten 50 Jahren miterleben dürfen. Autos gab es damals so gut wie keine. Wenn wir jemanden besuchen wollten, so gingen wir zu Fuß oder fuhren mit dem Fahrrad. Falls wir uns nicht verabredet hatten, mussten wir hoffen, jemanden anzutreffen, denn zu dieser Zeit gab es kaum einen Haushalt mit Telefon. Die Sommer waren klarer und die Winter kälter als heute. Ach ja, die Winter. Zentralheizungen gab es zu dieser Zeit noch nicht. Geheizt wurde mit Kohleöfen, einem in der Wohnküche, der tagsüber immer brannte und einem im Wohnzimmer, der nur an Wochenenden oder Feiertagen angeheizt wurde. Die Schlafräume wurden nicht beheizt. Wenn man morgens fröstelnd aufstand, konnte man die Eisblumen bewundern, die sich in der Nacht von innen auf den Fensterscheiben gebildet hatten. Es gab sogar schon Fernseher, Röhrengeräte, nahezu würfelförmig, mit 2 Programmen, schwarz-weiß natürlich und mit nur wenigen Stunden Sendezeit pro Tag. Fury, Flipper und die Augsburger Puppenkiste gehörten für uns in dieser Zeit zu den absoluten Highlights. Wir hatten damals Zeit füreinander, in der Familie, für unsere Freunde und Zeit für uns selbst. Wir lasen viel, träumten vor uns hin oder tobten uns beim Spielen aus. Das Leben, das wir führten, war sehr ausgeglichen, nicht luxuriös, aber sehr befriedigend.

Die Vorstellung, dass wir heute in schierem Luxus leben würden, mit Zentralheizungen, Bädern und Autos, wäre damals schon durchaus denkbar gewesen, aber die Vorstellung, von einem Handy aus E-Mails in die ganze Welt zu verschicken, im Sekundentakt die neuesten Nachrichten zu erhalten oder 400 Fernsehprogramme empfangen zu können, wäre uns damals als reine Utopie vorgekommen.

Tatsache ist jedenfalls, dass die Informationen, die aus unserer Umwelt auf uns einwirken, insbesondere während der letzten 10 Jahre immens zugenommen haben. E-Mails, Soziale Netzwerke, Smartphones und Tablets sind fester Bestandteil unserer Kommunikation geworden. Die meisten Menschen sind ständig erreichbar und fühlen sich genötigt, auf eingehende Nachrichten sofort zu antworten.

Mit den blitzschnellen Kommunikationssystemen hat auch der Leistungsdruck am Arbeitsplatz zugenommen, offensichtlich so sehr, dass immer mehr Beschäftigte auf verschreibungspflichtige Medikamente zurückgreifen, um auf diese Weise leistungssteigernde oder stimmungsaufhellende Wirkungen zu erzielen. Gemäß DAK Gesundheitsreport 2015 nehmen etwa 3 Millionen Beschäftigte Psychopharmaka ein, um Stress am Arbeitsplatz aushalten zu können oder um ihre Leistung zu steigern, hiervon etwa 1 Million Menschen regelmäßig.

Parallel zu dieser Entwicklung stieg der Anteil der psychischen Erkrankungen an den Arbeitsunfähigkeiten während der letzten 39 Jahre von 2 auf 14,7 Prozent, wobei die Zahl der Ausfalltage sich verfünffacht hat. Vor 20 Jahren waren psychische Erkrankungen noch nahezu bedeutungslos. Heute bilden sie die zweitgrößte Diagnosegruppe, bei der Arbeitsunfähigkeit attestiert wird, so der BKK Gesundheitsreport 2014.

Ganz so gut scheinen uns die hektischen Zeiten, in denen wir leben, ja nicht zu bekommen. Offensichtlich leiden heute sehr viele Menschen an Versagens- oder Existenzängsten. Neben den psychischen nehmen auch die physischen Erkrankungen zu, vor allem die Krebserkrankungen. So berichtet die Süddeutsche Zeitung im Februar 2014 über den Welt-Krebs-Bericht der Weltgesundheitsorganisation WHO:

„Wenig Zuversicht im Kampf gegen Krebs: Die Zahl der jährlichen Neuerkrankungen könnte im kommenden Jahrzehnt um 40 Prozent steigen, heißt es im aktuellen Welt-Krebs-Bericht. Behandlung alleine reiche nicht, warnen die Experten. Sie fordern Vorbeugung per Gesetz. Bis 2025 könnten jährlich 20 Millionen Menschen weltweit an Krebs erkranken - rund 40 Prozent mehr als derzeit. In den kommenden zwei Jahrzehnten sei gar ein Plus von rund 70 Prozent möglich, warnen die Autoren des aktuellen Welt-Krebs-Berichts." (SZ, 03.02.2014)

Vorbeugung per Gesetz? Mit welchem Menschenbild werden wir denn da konfrontiert? Die Mitarbeiter der WHO scheinen der ehrlichen Auffassung zu sein, dass sich eine Krebserkrankung dadurch vermeiden lässt, dass sie, die Experten, Gesetze vorschlagen, die der Weltbevölkerung feste Bestimmungen vorgeben, nach denen sich die Menschen zu ihrer eigenen Gesundheitsvorsorge, sprich ihrem eigenen Wohl, verbindlich zu richten haben.

Die Notwendigkeit, solche Gesetze zu erlassen, begründen diese Experten damit, dass sie ein Schreckensszenario darstellen, das vermutlich auf hochgerechneten Statistiken beruht, aber natürlich durchaus zutreffend sein könnte.

Nur, was zeigt das? Es zeigt zumindest, dass der menschliche Körper von der WHO als eine Art biologische Maschine betrachtet wird. Wenn diese Maschine regelmäßig inspiziert und bestimmungsgemäß betrieben wird, so ist nach Auffassung dieser Experten die Wahrscheinlichkeit, dass eine Betriebsstörung durch Krebs auftritt, geringer als bei unsachgemäßem Betrieb. Folgerichtig befürworten sie die Verabschiedung von Gesetzen, die den unsachgemäßen Betrieb des menschlichen Körpers unterbinden sollen. Ergo wird in dem Bericht angeregt, das gesundheitsbewusste Verhalten per Gesetzgebung zu fördern, indem der Konsum von Tabak, Alkohol und Zucker reguliert wird. Zusätzlich seien in regelmäßigen Intervallen Vorsorgeuntersuchungen vornehmen zu lassen und vorgeschriebene Impfungen innerhalb der vorgegebenen Zeitintervalle durchzuführen.

Mal ganz ehrlich, kann ein solches Gedankenkonstrukt einem freien, denkenden Menschen gerecht werden, der in freier Selbstbestimmung sein Leben auf seine ganz persönliche Weise lebt? Diese Frage möge sich jeder selbst beantworten. Jedenfalls scheinen hier die festen Überzeugungen und insbesondere das Umfeld, in dem diese entstehen, eine wesentliche Rolle zu spielen.

Glaube, Ängste, Übersinnliches – damals wie heute

Auf jedem Kontinent und in jedem Kulturkreis wurden zu allen Zeiten spirituelle Weltanschauungen gepflegt und gelebt. Ganz gleich, ob die Spiritualität in den Mythologien der Antike ausgelebt wurde oder ob sie in den heutigen Weltreligionen, dem Schamanismus oder allen anderen Arten von spiritueller Orientierung zum Ausdruck gebracht wird, seit Jahrtausenden suchen die Menschen Lebensperspektiven und Halt in einem spirituellen Aspekt ihres Lebens. Bei dieser Suche macht jeder Mensch seine individuellen Erfahrungen auf intuitive Weise.

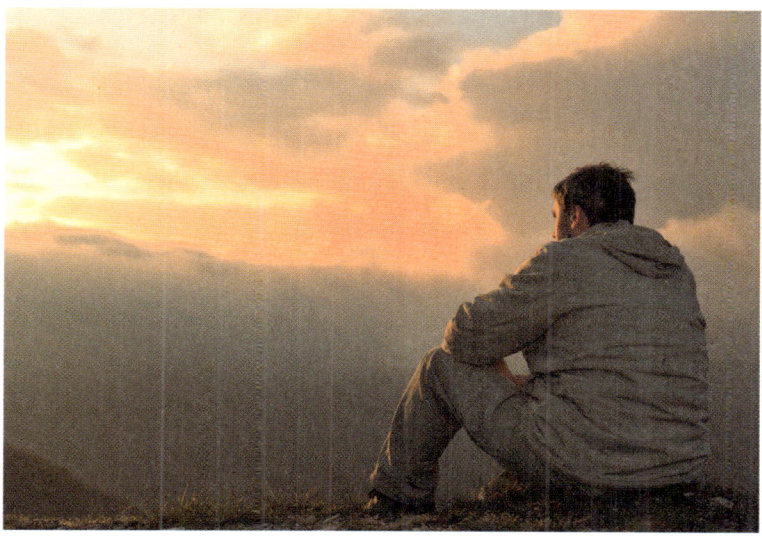

Verbundenheit

Die Art dieser so gemachten Erfahrungen ist natürlich abhängig vom Umfeld eines jeden Einzelnen. Hierdurch wurde die Prägung in der frühen Kindheit ausgelöst und später der Filter, den der präfrontale Cortex bildet, geformt. Insofern gestaltet sich die Suche nach der objektiven Wahrheit beliebig schwierig, denn die unbewussten Überzeugungen eines jeden Menschen lassen nur subjektive Wahrheiten zu. Diese können sich dann, je nach Vorerfahrung, statt durch Lebensperspektiven auch durch massive Ängste vor bösen Geistern, Dämonen oder Ähnlichem ausdrücken.

Im Mittelalter und der frühen Neuzeit zum Beispiel, war das Leben in Westeuropa hauptsächlich von der Kirche geprägt. Es gab die konkrete Vorstellung eines richtenden Gottes, der bei Eintritt des Todes entschied, ob die Seele in den Himmel kam, ins Fegefeuer oder gar in die Hölle. Wer gottesfürchtig war, also Gott fürchtete, richtete sich dann doch lieber nach dessen Geboten, die von der Kirche vorgegeben wurden. Es gab die Vorstellung des Teufels, der das Böse schlechthin verkörperte, und natürlich von Ketzern, Zauberern, Dämonen und Hexen. Für die Herrschenden dieser Zeit, nämlich Adel und Klerus, war das eine sehr praktische Sache, konnte das Volk doch so bestmöglich kontrolliert werden. Die Positionen der Kirche waren dogmatisch, beinhalteten also Lehrmeinungen, die unbedingt angenommen werden mussten und keinesfalls infrage gestellt werden durften. Wer dennoch anderer Meinung war und dazu noch wagte, diese zu äußern, wurde eines Untersuchungsverfahrens unterzogen – der Inquisition. Diese Gerichtsverfahren, die unter dem Vorsitz eines Geistlichen, des Inquisitors, geführt wurden, hatte die römisch katholische Kirche zu dem Zweck eingeführt, Häretiker, also Irrgläubige und Ketzer, die sich anmaßten, ein kirchliches Dogma infrage zu stellen, auf den vermeintlich rechten Weg zu bringen. Dass hierzu grausamste Foltermethoden eingesetzt und tausende Todesurteile vollstreckt wurden, ist allgemein bekannt. Die Inquisition überdauerte die Zeit von Anfang des 13. Jahrhunderts bis Ende des 18. Jahrhunderts, also rund 600 Jahre.

Wer in diesem Weltbild meinte, Schuld auf sich geladen zu haben, war gut beraten, sich dieser zu entledigen, bevor er an die Himmelstür klopfte. Aber auch hierfür wusste die Kirche Rat. Sie eröffnete den armen Sündern die Möglichkeit, Ablassbriefe zu erwerben. Diese wurden gegen Zahlung eines entsprechenden, gottgefälligen Geldbetrages von Bischöfen und Kardinälen im Namen des Papstes ausgestellt. Bei größeren Sünden erteilte der Papst selbst die Absolution in Form einer päpstlichen Ablassbulle. Das war vielleicht etwas teurer, aber immerhin noch sicherer, wurde der Ablass doch direkt vom Stellvertreter Gottes auf Erden erteilt, der übrigens auf diese Weise den Bau des Petersdoms in Rom locker finanzieren konnte.

Eine bedeutende Rolle im Vertrieb der Ablassbriefe spielte der Dominikanermönch Johann Tetzel, aus dessen Feder der berühmte Slogan stammt: „Wenn das Geld im Kasten klingt, die Seele aus dem Feuer springt." Als Sonderoption konnten auch Ablassbriefe für die Sünden bereits verstorbener Angehöriger erworben werden, sicherlich eine Gelegenheit. Martin Luther dagegen war so angesäuert über die Praxis des Ablasshandels, dass er, der Überlieferung nach, am 31. Oktober 1517 seine 95 Thesen an die Tür der Schlosskirche zu Wittenberg nagelte. Papst Pius V. hob dann allerdings 1567 alle Ablässe auf und verfügte 1570 die Exkommunikation für all jene, die mit Ablassbriefen Handel treiben wollten. Das war eine von vielen Kehrtwenden in der Weltanschauung, die durch die Entscheidung eines Einzelnen per Erlass festgelegt wurde.

In dieser Zeit, insbesondere im 16. und 17. Jahrhundert, glaubten die Menschen fest an Hexen, die mit dem Teufel im Bunde waren. Immer, wenn sich die Menschen etwas nicht erklären konnten, zum Beispiel Missernten, Naturkatastrophen, Brände oder Krankheiten, so musste ein Schuldiger gefunden werden. Das waren im Zweifel dann immer Hexen oder Zauberer. Diese wurden der Hexerei angeklagt und verurteilt. Grundlage der Hexenprozesse war der vom päpstlichen Inquisitor Heinrich Kramer verfasste „Hexenhammer", der erstmals 1487 erschien. Hier wurden die Foltermethoden genau beschrieben, die anzuwenden waren, um die vermeintliche Hexe zu einem Geständnis zu bewegen. Anklagepunkte waren fast immer „Schadenszauber" und „Buhlerei mit dem Teufel". Unter der Folter gestanden die Gequälten alles, was ihre Peiniger hören wollten. Dann erging das Todesurteil, das meist durch Verbrennen auf dem Scheiterhaufen vollstreckt wurde. Auslöser solcher Prozesse waren nahezu ausschließlich Denunziationen durch Nachbarn und Bekannte. Man schätzt die Zahl der Opfer in Europa auf etwa 50.000, die Hälfte davon in Deutschland.

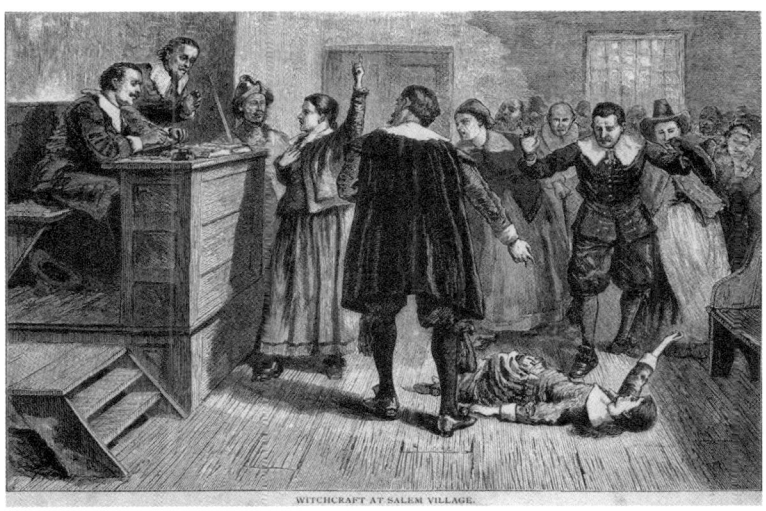

Anklage wegen Hexerei

Erst gegen Mitte des 18. Jahrhunderts gingen diese Prozesse dem Ende entgegen. Und dennoch gilt die Schottin Helen Duncan erst Mitte des 20. Jahrhunderts als letzte verurteilte Hexe. Sie galt als bekannte Wahrsagerin und soll 1944 während einer Séance Geheiminformationen weitergegeben haben, von denen sie eigentlich nichts wissen konnte. Auf Basis eines aus dem Jahre 1735 stammenden Anti-Hexerei-Gesetzes wurde sie im Januar 1944 verhaftet und zu 9 Monaten Gefängnis verurteilt. Erst 1951 wurde das betreffende Gesetz auf Betreiben Winston Churchills außer Kraft gesetzt

Es wäre bestimmt nicht richtig, die Geschehnisse von damals aus heutiger Sicht bewerten zu wollen. Die Handlungen dieser Zeit entsprangen sicherlich tiefsten Überzeugungen und großen Ängsten, wenngleich auch bei der einen oder anderen Denunziation ein klares Kalkül der Auslöser gewesen sein mag. Das damals Geschehene entsprach dem Geist jener Zeit und somit den Dogmen, denen die Menschen folgten.

Heute können wir ja im Brustton der Überzeugung sagen, dass wir in aufgeklärten Zeiten leben. Wir können uns rühmen, über einen immensen technischen Fortschritt zu verfügen und alles, was unser Leben betrifft, wissenschaftlich erklären zu können. Oder doch nicht? Nein, offensichtlich doch nicht.

In vielen Ländern der Welt, insbesondere den afrikanischen südlich der Sahara, einigen arabischen sowie Indien, Papua Neuguinea, Südamerika und Indonesien sind Hexenverfolgungen mit allen ihren Grausamkeiten auch heute gelebte Realität. Die Menschen suchen nach der Ursache für Unglück und Leid und glauben, diese in bösen Mächten zu finden, die ihnen dies angetan haben.

Im Folgenden einige Beispiele:

„*UN verurteilt Hexenjagd in Papua Neuguinea: In Papua Neuguinea werden immer mehr Menschen der Hexerei bezichtigt und dafür getötet und gequält, sagen Experten. In Papua Neuguinea mehren sich Verbrechen im Zusammenhang mit schwarzer Magie und Zauberei (...). Vor allem alleinstehende Frauen würden häufig als Hexen bezeichnet und ohne rechtsgültige Beweise gequält und getötet, berichten Menschenrechtsorganisationen.*" (Deutsche Welle, 16.07.2014)

„*Kindesmisshandlung: Die „Hexenkinder" von Nigeria: Immer mehr Kinder in Afrika werden von Geistlichen der Zauberei beschuldigt - und gequält oder umgebracht. Unicef zufolge sind Zehntausende betroffen (...).*"(Spiegel online, 20.10.2009)

Die vorstehenden Berichte sind stark gekürzt, weil es nicht Sinn dieses Buches sein kann, die erschütternden Details der Berichterstattung offenzulegen. In jedem Fall glauben große Teile der Weltbevölkerung an übersinnliche Kräfte, allerdings, wenn sie im Alltag großes Leid erfahren, meist nur in Form von Dämonen und schwarzer Magie. Bemerkenswert ist hierbei die Tatsache, dass in Ländern, in denen die Lebensbedingungen von Not, Ängsten, Hunger, Leid und Krankheiten bestimmt sind, deutlich unterschieden wird zwischen weißer und schwarzer Magie. Hier sind Verfolgungen von vermeintlichen Hexen und Dämonen an der Tagesordnung, genau wie in Westeuropa noch vor 300 Jahren, als die Lebensumstände dort vergleichbar waren.

In Deutschland glaubt nur noch fast jeder Zehnte an böse Geister. Vorherrschend hingegen ist der Glaube an Wunder und Engel. Wenn 56 Prozent der Befragten in einer 2006 im Auftrag der „F.A.Z." durchgeführten, repräsentativen Umfrage angeben, dass sie an Wunder glauben, so spricht dies eine deutliche Sprache.

Offensichtlich findet zurzeit in Deutschland eine Veränderung in der Weltanschauung statt, bei der einem geistig spirituellen Aspekt des Lebens mehr Raum gegeben wird.

Letzteres wird auch dadurch verdeutlicht, dass 54 Prozent der Befragten angeben, sie seien davon überzeugt, man könne eine drohende Gefahr im Voraus erspüren, 51 Prozent an Schutzengel glauben und 45 Prozent meinen, mit einem weit entfernten Menschen in innerer Verbindung stehen zu können. Mithin glaubte im September 2006 jeder zweite Deutsche, mit einem wie auch immer gearteten, psychoenergetischen Feld in Verbindung zu stehen. Diese Tendenz ist offensichtlich steigend.

So berichtet „Die Welt" am 16.05.2015: *„(…) Jeder vierte Deutsche, berichtet die „Zeit" unter Berufung auf die neuesten Zahlen der Allgemeinen Bevölkerungsumfrage der Sozialwissenschaften (Allbus), sei inzwischen aufgeschlossen gegenüber Wunder- und Geistheilern. Rund 40 Prozent der Bevölkerung halten der Untersuchung zufolge etwas von Astrologie oder New Age, mehr als die Hälfte äußern Sympathie für Anthroposophie und Theosophie.*

Im Westen Deutschlands liegen laut Studie die Zustim-
mungswerte höher als im Osten. Jeder zweite Westdeutsche
glaube an Wunder, ungefähr jeder Vierte an die Wiedergeburt.

„Stille spirituelle Revolution": (...) Die Okkultismusfor-
scherin und Präsidentin der Universität Augsburg, Sabine
Doering-Manteuffel, spricht von einer „stillen spirituellen Re-
volution", die sich über Europa ausbreite. „Hier werden Welt-
bilder verändert wie in keiner Missionsphase der europäischen
Geschichte zuvor." (Die Welt, 16.05.2015)

Repräsentativen Umfragen zufolge glaubt also jeder
zweite Deutsche an Schutzengel und Wunder. Wenn diese
Tatsache als „stille spirituelle Revolution" bezeichnet wird,
so zeigt dies in aller Deutlichkeit, dass das gesellschaftlich
akzeptierte Weltbild ein anderes ist als das repräsentativ
hinterfragte.

In den Medien, die mit überwiegender Mehrheit das allgemein akzeptierte Weltbild widerspiegeln, werden demnach die Menschen bestätigt, die nicht an Übersinnliches
glauben, also rational sind, während die spirituellen zumindest zwischen den Zeilen in die Ecke der Esoterik gestellt werden, was im Übrigen, der ursprünglichen Bedeutung des Wortes nach, vollkommen korrekt ist. Esoterik
bedeutet nämlich „dem Inneren zugehörig" und bezeichnet demnach die nach innen gerichtete Aufmerksamkeit,
die Spiritualität.

Allerdings wird der Begriff „Esoterik" heute zumeist mit den Wortdeutungen „irrational" oder „versponnen" assoziiert.

Vereinfacht ausgedrückt, leben demnach rund 40 Millionen rationale und 40 Millionen irrationale Menschen in Deutschland, wobei medial lediglich die rationalen in ihrer Weltanschauung ernst genommen werden.

Offen bleibt hier allerdings die Frage, wie viele der sogenannten Rationalen im Grunde ihres Herzens hoch spirituell sind, sich nur nicht zu ihrer Spiritualität bekennen, weil dies im Gegensatz zum medial propagierten Zeitgeist stünde, der von einer eher mechanistischen Weltanschauung geprägt ist.

Damit werden wir uns im Folgenden einmal genauer auseinandersetzen, und uns fragen, ob vielleicht das vermeintlich Irrationale im Grunde rationaler ist als das möglicherweise oberflächlich Rationale.

Der Arzt – eine besondere Autorität

„Das ist wissenschaftlich erwiesen" oder „Das ist wissenschaftlich nicht erwiesen", so lauten oft die Standardantworten auf alle möglichen grundsätzlichen Fragen des Lebens. Damit gilt die Frage dann als beantwortet und es wird nicht weiter darüber nachgedacht.

Hier kommt der Einfluss des präfrontalen Cortexes auf die Meinungsbildung voll zur Geltung. Im Zuge seiner Persönlichkeitsentwicklung nimmt der Mensch fest für sich an, dass er Antworten auf Fragen der Gesundheit von Ärzten erhält und Antworten auf Fragen zu wissenschaftlichen Spezialgebieten von den dort tätigen Wissenschaftlern. Deren Ansichten nimmt er unkritisch auf und vertritt diese gegenüber dritten, da diese Spezialisten für ihn Autoritäten auf ihrem Fachgebiet darstellen, die sie ja schließlich auch sind. Autoritäten hinterfragt man nicht.

Insbesondere Ärzte stellen für ihre Patienten besonders große Autoritäten dar, schon allein deshalb, weil es bei den Patienten oft um existentielle Fragen der Genesung geht. Da kann jedes Wort Wunder wirken, auch jedes Zucken der Augen und jede Handbewegung – entweder in Richtung Genesung oder aber auch umgekehrt. Der Patient vertraut den Aussagen des Arztes. Dies schon allein deshalb, weil hier ein besonderes Vertrauensverhältnis besteht und er mangels eigenem Fachwissen keine Möglichkeit hat, dessen Aussage zu überprüfen.

So kann er allenfalls eine zweite Meinung einholen, wo-bei diese zumeist ähnlich ausfallen dürfte wie die erste, da beide Mediziner ihre Beurteilung auf Basis der gleichen medizinischen Leitlinien abgeben dürften.

Schwierig wird es allerdings dann, wenn der Arzt sei-nem Patienten eröffnet, dieser habe nur noch 6 Monate zu leben. Insbesondere dieser Aussage vertraut der Patient blind, denn eine solche Aussage, ausgesprochen von einer Autorität, löst einen Schock aus und somit den Zustand einer leichten hypnotischen Trance. In diesem Zustand wird jedes Wort sofort vom Unterbewusstsein angenom-men – und gnadenlos ausgeführt.

Dabei hat der Arzt seinen Patienten doch nur offen und ehrlich über die vorliegende Prognose informiert. Die moderne Medizin behandelt den Patienten auf Basis der neuesten medizinischen Erkenntnisse, wobei die Qualität der Behandlung durch ein ausgeklügeltes System von Leit-linien gesichert ist. Die medizinischen Methoden basieren hierbei auf den Naturwissenschaften, also auf Biologie, Chemie und Physik.

Hierbei erhebt sich für uns die Frage, ob der Mensch mehr ist als eine biologische Maschine, also ob er über eine geistig-seelische Ebene etwas für seine Genesung bewir-ken kann, das zusätzlich zur medizinischen Behandlung wirkt. Hierzu schauen wir uns zunächst einmal an, woraus der Mensch besteht und gehen der Materie auf den Grund.

Woraus besteht unser Körper wirklich?

Bleiben wir zunächst noch bei den Wissenschaftlern und stellen ihnen die Frage, woraus alles besteht, was wir sehen und anfassen können. Woraus besteht Materie und somit auch wir selbst, die wir aus organischer Materie aufgebaut sind?

Der Physiker wird hierauf antworten, dass jede Form von Materie aus Atomen besteht, die sich zu Molekülen zusammengeschlossen haben. Alle Formen von Materie lassen sich so auf die Kombination chemischer Elemente und somit auf die Kombination von Atomen zurückführen.

Als chemische Elemente werden Atome eines Stoffes bezeichnet, die sich auf chemischem Wege nicht mehr weiter trennen lassen. Sie gelten als kleinste Bausteine der Materie.

Die Atome, aus denen die chemischen Elemente bestehen, sind so klein, dass man sie nicht sehen kann, selbst nicht mit den besten Mikroskopen. Auch mit einem modernen Rasterkraftmikroskop erhält man allenfalls eine Ahnung, wie sie aussehen könnten. Daher haben sich die Physiker bereits vor 100 Jahren Modelle geschaffen, anhand derer sie die Atome zu beschreiben versuchen. Das bekannteste Atommodell, das die meisten von uns in der Schule kennengelernt haben, ist das Atommodell von Niels Bohr aus dem Jahre 1913.

Hiernach sind die Atome alles andere als fest. Sie bestehen nach dem Bohr´schen Atommodell aus einem Atomkern, der aus Protonen und Neutronen gebildet wird. Der Atomkern wird von Elektronen umkreist, die sich hierbei ihrerseits noch um ihre eigene Achse drehen. Diese Drehung der Elektronen um sich selbst wird als Spin bezeichnet. Die Protonen sind positiv und die Elektronen negativ geladen, wobei die Neutronen elektrisch neutral sind.

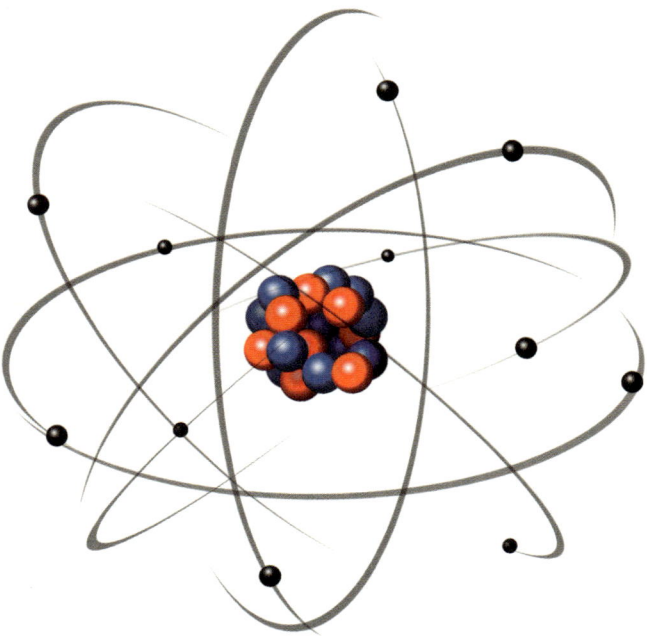

Atommodell nach der Vorstellung von Niels Bohr (Protonen rot, Neutronen blau, Elektronen schwarz, 11 Elektr. => 11 Prot. => Natrium)

Die Art des Stoffes, den die chemischen Elemente bilden, wird von der Anzahl der Protonen im Kern bestimmt. Nach dieser Zahl, der Ordnungszahl, werden die Elemente im Periodensystem der Elemente geordnet, wobei dieses immer dann erweitert wird, wenn ein neues Element nachgewiesen wurde. Die Buchstaben stehen hierbei für die lateinischen Abkürzungen des Elements, zum Beispiel „H" für Hydrogenium (Wasserstoff) oder „He" für Helium. Das Bild des Atoms zeigt 11 Elektronen, also müssen sich auch 11 Protonen im Kern befinden. Demnach handelt es sich um das Schema eines Natriumatoms, da Natrium (Na) die Ordnungszahl 11 im Periodensystem der Elemente innehat.

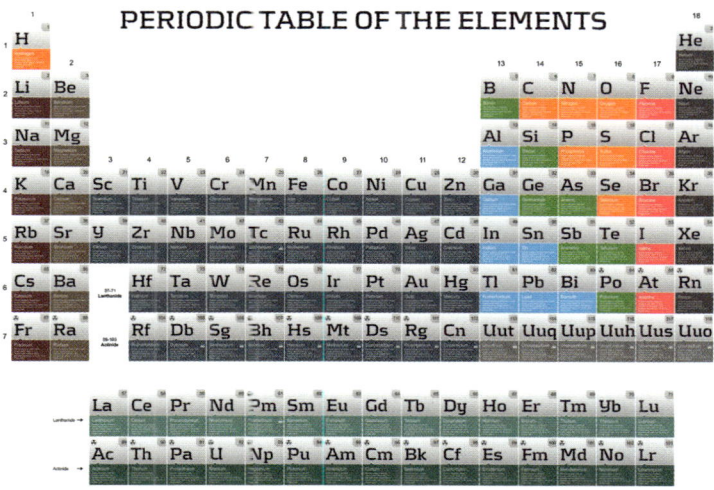

Periodensystem der Elemente (2015 - 118 Elemente)

Aha, und aus diesen mittlerweile auf 118 angewachsenen Elementen soll alle Materie bestehen, auch wir Menschen? Nein, erstmal sind es zwar inzwischen 118, aber alles, was über der Ordnungszahl 92, dem Uran, steht, ist künstlich durch Kernprozesse erzeugt. Es handelt sich hier um die sogenannten Transurane, die nichts weiter sind als langlebiger Atommüll. Die zählen für uns nicht. Für den Menschen, und auch jedes andere Säugetier, reichen 21 Elemente vollkommen aus, 10 davon als Spurenelemente. Zu 98 Prozent aber wird der menschliche Körper aus nur 4 chemischen Elementen gebildet: Sauerstoff (O), Kohlenstoff (C), Wasserstoff (H) und Stickstoff (N).

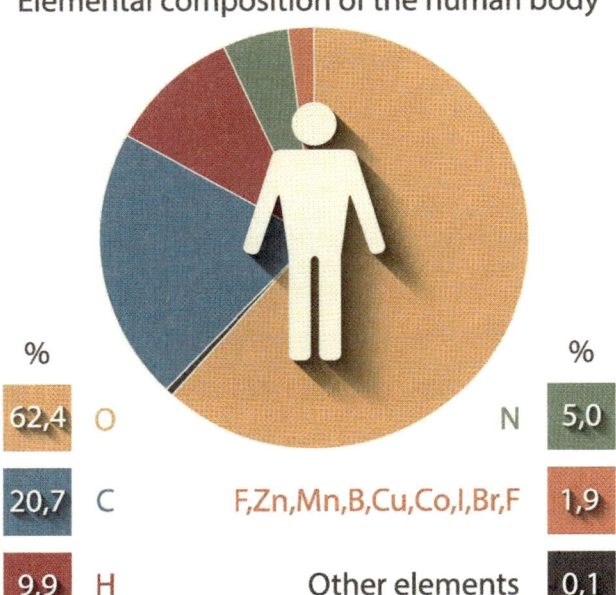

Elemental composition of the human body

%			%
62,4	O	N	5,0
20,7	C	F,Zn,Mn,B,Cu,Co,I,Br,F	1,9
9,9	H	Other elements	0,1

Der Mensch: Chemische Zusammensetzung

Tja, dann besteht unser Körper wohl tatsächlich zu über 98 Prozent aus feuchter Luft und etwas Kohle. Klar, bestehen wir aus Fleisch und Blut, aber das alles wird aus chemischen Elementen gebildet, die sich mit anderen chemischen Elementen zu Molekülen verbunden haben.

So bestehen wir etwa zu 70 Prozent aus Wasser, das wiederum aus Molekülen besteht, die aus je einem Sauerstoffatom und 2 Wasserstoffatomen gebildet werden, H_2O eben.

Eine merkwürdige Vorstellung, die man wohl so ohne weiteres nicht glauben kann. Wir sind doch schließlich denkende und fühlende Wesen. Hier muss etwas fehlen, denn nur ein Sammelsurium chemischer Substanzen zu sein, das kann keinem lebenden Wesen gerecht werden. Suchen wir also weiter.

Sind wir Materie oder Energie – oder sogar beides?

Wenn wir einen Bleistift in der Hand halten, nehmen wir diesen als feste Materie wahr. Untersuchen wir aber seine Bestandteile, so landen wir unweigerlich bei den Atomen, aus denen er besteht. Diese Atome finden wir aber nicht wirklich, sondern wir haben nur eine Vorstellung davon, wie sie aussehen könnten, ein Modell eben.

Es ist vollkommen belanglos, ob wir uns das Atom als Orbitalmodell vorstellen oder als Schalen- oder Kugelwolkenmodell. Tatsache ist, dass niemand weiß, wie ein Atom wirklich aussieht und wie es genau funktioniert. Was hier als allgemeingültiges Wissen gelehrt, verbreitet und auch praktisch angewendet wird, sind lediglich Theorien und Modelle, die mit einer mehr oder weniger hohen Wahrscheinlichkeit zutreffend sein könnten.

Dem gegenüber wissen wir aber aus vielen Experimenten angesehener Forscher, dass sich Materie einmal so verhalten kann, als sei sie fest und ein anderes Mal so, als sei sie eine Welle. Dieses Phänomen wird auch als Welle-Teilchen-Dualismus bezeichnet.

Wie kann aber etwas fest sein und sich zugleich wie eine Welle im Raum ausbreiten, sich dabei mit anderen Wellen überlagern, also sich verstärken oder auch abschwächen? Das wissen wir nicht, aber wir wissen, dass es so ist.

Dies zeigt zum Beispiel der Doppelspaltversuch, der erstmals bereits 1802 von Thomas Young durchgeführt wurde, um die Wellennatur des Lichtes zu beweisen.

Werden Moleküle, zum Beispiel Fullerene (C 60, bestehend aus 60 Atomen, im Verhältnis groß wie Fußbälle) unter Vakuum einzeln auf eine Blende, in der sich 2 Spalte befinden, abgeschossen, so geht jedes einzelne dieser Moleküle gleichzeitig durch beide Spalte hindurch.

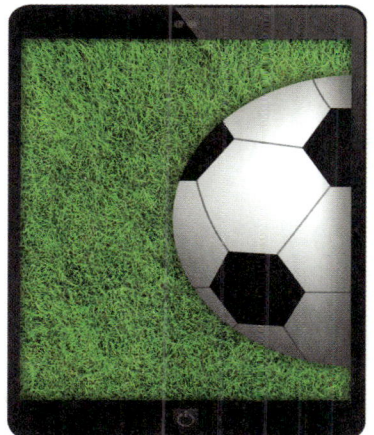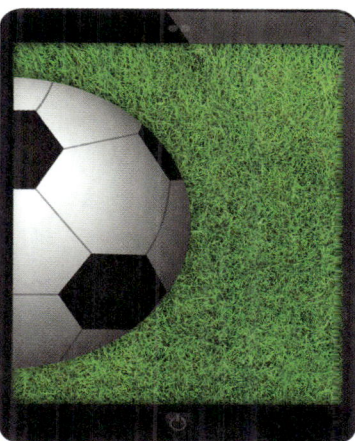

Modell: Blende mit 2 Spalten

Stellt man hinter der Blende einen Detektorschirm (das Tor) auf, so bildet sich hier ein Interferenzmuster ab, das aus den Wellen entsteht, die aus der Überlagerung der beiden Wellen resultieren, welche das einzelne Molekül beim gleichzeitigen Durchgang durch beide Spalte erzeugt hat. Der Ball hat sich also vor der Blende in 2 Wellen aufgeteilt, die gleichzeitig durch die Spalte hindurchgehen.

Hinter der Blende überlagern sich die beiden Wellen-Bälle gegenseitig, so dass ein Interferenzmuster aus noch mehr Bällen entsteht. Der Fußballer erzielt also mit einem einzigen Torschuss, der durch beide Spalte gleichzeitig geht, jede Menge Treffer.

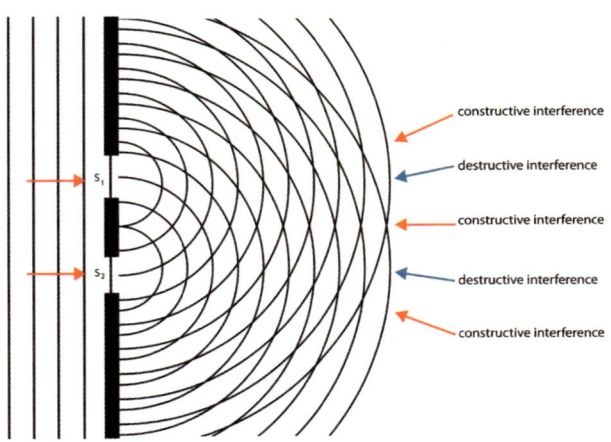

Interferenzmuster der Materie-Wellen

Feste Materie verhält sich also nachweislich wellenförmig, aber nur, wenn sie nicht beobachtet, also gemessen wird. Bringt man nun Messgeräte an den beiden Spalten an, um festzustellen, durch welchen der beiden Spalte das Molekül nun geht, so kollabiert das Interferenzmuster und die Moleküle gehen jeweils durch nur einen der beiden Spalte.

Hierbei geht das Molekül genau durch den Spalt, von dem der Beobachter erwartet hat, dass hier der Durchgang des Moleküls erfolgen würde. Die Erwartungshaltung des Beobachters beeinflusst somit nachgewiesener Weise das Verhalten fester Materie. Durch den Messvorgang, also die Beobachtung, wurde aus der vorher unendlichen Zahl von Möglichkeiten eine einzige herausgepickt und realisiert.

Es ist allerdings nicht der Messvorgang selbst, der zum Kollabieren des Feldes aller Möglichkeiten zu Gunsten einer einzigen führt, sondern vielmehr die Interpretation des Messergebnisses durch einen denkenden und fühlenden Menschen. Führt man also die Messung dergestalt durch, dass man zwar Messgeräte installiert, deren Messdaten jedoch vollkommen unbeachtet lässt, so hat die Messung keinen Einfluss auf das Verhalten der Moleküle. Hier zeigt sich das Interferenzmuster, welches anzeigt, dass das Molekül gleichzeitig durch beide Spalte hindurchgegangen ist. Jede Beobachtung, jedes Gefühl und jede Form von Wertung beeinflussen das Umfeld, weil aus dem Feld aller Möglichkeiten hier eine einzige herausgepickt und manifestiert wird. Somit ist eine Messung nie unabhängig von einem Beobachter.

Dass feste Materie den Charakter einer Welle haben soll, solange sie nicht gemessen, also beobachtet wird, klingt unglaublich, aber es ist im Experiment nachgewiesen.

Quantenverschränkung – spukhafte Fernwirkung?

Ein weiteres Phänomen, nämlich die Quantenverschränkung, ist ebenso nachgewiesen. Dieses Phänomen tritt auf, wenn 2 oder mehrere Teilchen aus ein und demselben Quantensystem hervorgehen. Dies ist zum Beispiel der Fall, wenn ein Photon, ein Lichtteilchen, in einem Kristall in 2 Photonen aufgespalten wird. Die beiden so entstandenen Photonen weisen zu jedem Zeitpunkt die gleichen Eigenschaften auf, egal wie weit sie voneinander entfernt sind. Verändert sich eine Eigenschaft an einem der verschränkten Photonen, so verändert sich das andere in gleicher Weise. Die beiden Photonen sind auf irgendeine geheimnisvolle Weise miteinander verbunden.

Bildlich gesprochen, ist die Wirkung der Verschränkung ungefähr so, als würden wir von einem Birnbaum 2 Birnen abpflücken. Diese beiden Birnen stammen aus einem System, dem Birnbaum. Eine der beiden Birnen senden wir nach China, die andere legen wir in eine Obstschale. Wenn nun in China jemand ein Stück von der einen Birne abbeißt, so fehlt der Birne in unserer Obstschale augenblicklich das identisch gleiche Stück. Da es sich bei den beiden Birnen aber nicht wirklich um verschränkte Teilchen handelt, dürfte sich der Test erübrigen, aber bei verschränkten Photonen wäre es genauso.

Diese innige Verbindung zweier miteinander verschränkter Teilchen, von der niemand weiß, woher sie kommt, wurde von Einstein als „spukhafte Fernwirkung" bezeichnet. Zumindest lässt das Vorhandensein der Wirkung den Schluss zu, dass ein Feld oder eine Dimension existieren muss, welche die beiden verschränkten Teilchen verbindet. Forscher arbeiten zurzeit daran, diesen Effekt der Verschränkung nutzbar zu machen, indem sie zum Beispiel an der Entwicklung der Quantenkryptographie arbeiten. Hierdurch sollen Informationen dann abhörsicher in Form von verschränkten Quanten übertragen werden. Man nutzt also den Effekt der Verschränkung zu technischen Zwecken, ohne auch nur im Ansatz zu erahnen, wie dieser Effekt zustande kommt.

Unabhängig hiervon bleibt uns nur festzustellen, dass wir nicht allzu viel darüber wissen, woraus alles besteht. Was wir allerdings sicher wissen, ist die Tatsache, dass Materie sich wellenförmig ausbreiten kann, allerdings nur, wenn sie nicht beobachtet und dadurch manifestiert wird. Durch das Phänomen der Verschränkung wissen wir auch, dass ein alles verbindendes Feld existent sein muss.

Die Frage, ob unsere Welt nur als rationale oder besser als scheinbar irrationale zu betrachten ist, dürfte im Moment noch schwierig zu beantworten sein. Allerdings sollte der Boden der Tatsachen, auf dem wir alle so gerne stehen, mit dem Wellencharakter der Materie und der Verschränkung zu wanken beginnen.

Schauen wir uns doch, den Regeln der Vernunft und somit unserem präfrontalen Cortex folgend, einfach einmal an, wie sich anerkannte Wissenschaftler zu dem Thema geäußert haben:

Max Planck: *„Es gibt keine Materie, sondern nur ein Gewebe von Energien, dem durch intelligenten Geist Form gegeben wurde."*

Ulrich Warnke: *„Es gibt eine direkte Wirkung von geistiger Information auf Materie."*

Werner Heisenberg: *„Das Argument, lebende Organismen seien nur mit den Gesetzen der Physik und Chemie zu erklären und es gäbe keine Vitalitätskraft, stimmt nicht mit der modernen Quantentheorie überein."*

Hans-Peter Dürr: *„Im quantentheoretisch holistischen Weltbild ist der Kosmos immer das untrennbare Ein-Ganze, ein einziger Lichtball von Beziehungsstrukturen."*

So, so, je tiefer der mathematisch präzise denkende Physiker in das Wesen der Materie eintaucht, desto mehr mutiert er zum Philosophen und setzt sich mit essentiellen Fragen des Seins auseinander.

Reise ins Innere der Materie

Diese Aussagen jedenfalls sind jetzt wirklich nicht so einfach nachzuvollziehen. Es gibt doch Materie. Wir können sie doch sehen und anfassen. Alles, was wir sehen und anfassen können, besteht doch aus fester Materie. Der Schreibtischstuhl hier, zum Beispiel, besteht doch aus Stahl, Leder und Kunststoff. Und wir selbst bestehen doch auch aus fester Materie. Wir existieren doch und bestehen, wie wir gerade gesehen haben, aus chemischen Elementen, wie alles andere auch.

Aber wieso kann ein weltberühmter Physiker wie Max Planck, der sich zeitlebens mit der Erforschung der Materie beschäftigt hat, behaupten, dass es Materie gar nicht gibt, sondern nur ein Gewebe aus Energien, das von einem intelligenten Geist geformt wurde?

Wie kann Ulrich Warnke so einfach behaupten, dass Materie, also der Schreibtischstuhl hier, von geistigen Informationen beeinflusst werden kann?

Was bitteschön will Werner Heisenberg uns mit seiner Vitalitätskraft sagen? Was könnte schon eine Lebenskraft mit Materie zu tun haben?

Und dass, wie Hans-Peter Dürr sagt, der ganze Kosmos, mithin auch unser Schreibtischstuhl, ein einziger Lichtball von Beziehungsstrukturen sein soll, ist auch nicht unbedingt zu verstehen.

An dem Schreibtischstuhl leuchtet zumindest nichts, gar nichts. Das möchten wir jetzt aber genauer wissen und schauen uns die Materie einmal ganz genau an.

Der Fuß des Schreibtischstuhls besteht aus Stahl, glänzend, fest und kalt. Von Bewusstseinsenergie oder einem formenden Geist ist hier jedenfalls nichts zu sehen. Um ihn genauer zu untersuchen, machen wir uns kleiner, immer kleiner, bis wir so klein sind wie ein Stecknadelkopf. Der Schreibtischstuhl erscheint uns jetzt riesengroß, aber sehen können wir immer noch nichts. Also machen wir uns noch 1.000-mal kleiner.

Jetzt sehen wir, dass die Oberfläche des Stahls in Wirklichkeit bei weitem nicht so glatt ist, wie sie uns gerade noch erschien. Auf einmal sind hier Berge und Täler zu sehen, ganz so wie eine glitzernde Berglandschaft, die von unendlich vielen kleinen Flüssen durchzogen ist. Wir gehen auf die Flusstäler zu, die beim Näherkommen immer größer werden, so dass wir problemlos in sie hinein gehen können, immer tiefer und tiefer. Wir bemerken bald, dass es sich nicht um Täler, sondern vielmehr um Spalten handelt, die sich immer wieder mit anderen Spalten verbinden und so ein komplexes räumliches Netz bilden. Soweit wir den Spalten auch folgen, überall bietet sich uns das gleiche Bild. Der Stahl ist in seinem Inneren genauso zerklüftet wie an seiner Oberfläche. Er scheint aus Kristallen zu bestehen, die wie Körner passgenau miteinander verzahnt sind.

Wir könnten noch stundenlang um die einzelnen Körner herumlaufen, aber so kommen wir nicht weiter ins Innere.

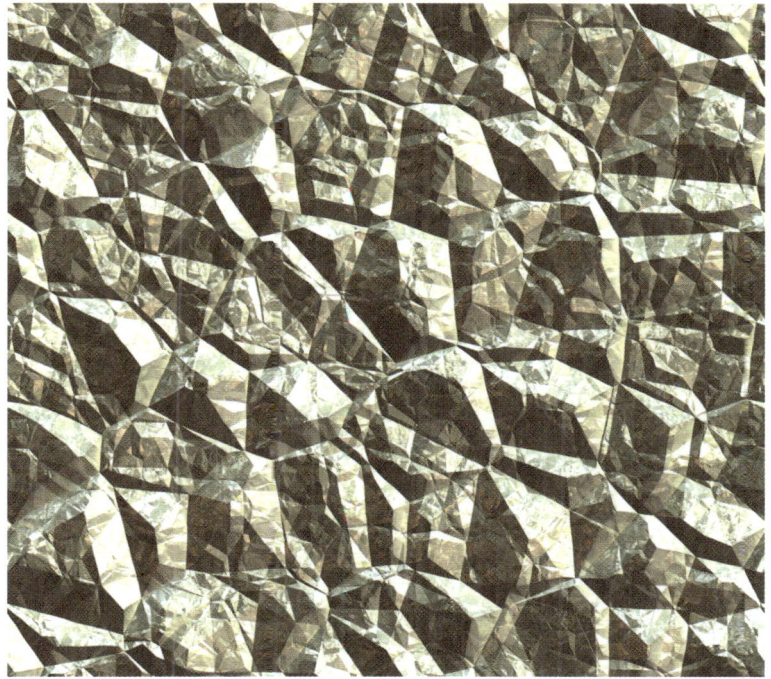

Oberfläche von Stahl (vergrößert)

Also machen wir uns noch viel, viel kleiner, bis wir schließlich auf den milliardsten Teil eines Millimeters geschrumpft sind, unvorstellbar klein.

Von den Wänden der Kristalle, die uns gerade noch glatt und undurchdringlich erschienen, ist nun nichts mehr zu sehen. Jetzt betreten wir eine Welt, die mit dem festen kalten Stahl, den wir gerade noch gesehen haben, offensichtlich gar nichts mehr zu tun hat. Überall sehen wir große, kugelförmige Gebilde, die inmitten einer vollkommenen Leere in regelmäßiger, perfekter Struktur angeordnet sind.

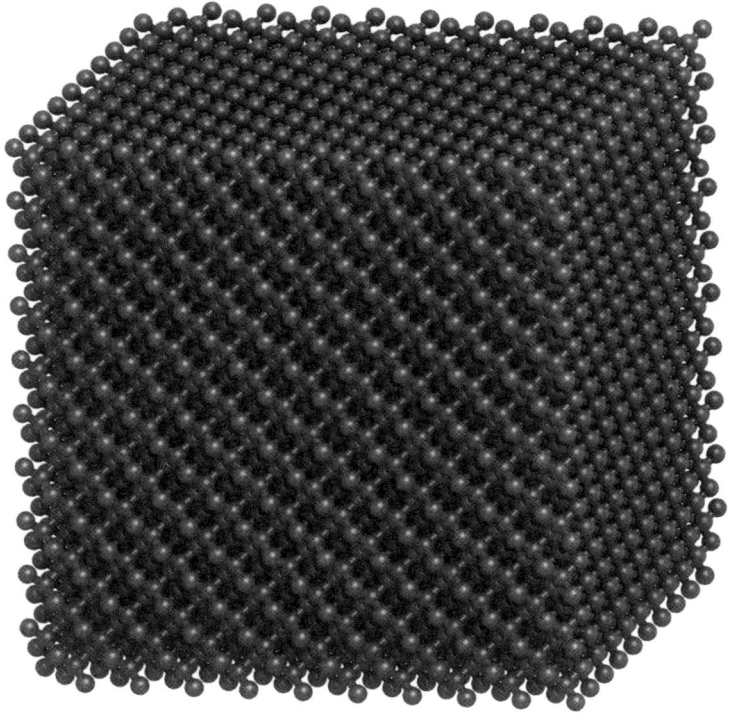

Metallstruktur aus Ionen mit freien Elektronen

Während wir auf diese Kugeln zugehen, bemerken wir, dass diese zu vibrieren scheinen und alles andere sind, als fest. Bei den Kugeln handelt es sich um Eisenatome, die jeweils eines ihrer vielen Elektronen in den freien Raum abgegeben haben und so zu positiv geladenen Ionen geworden sind. Weil alle Kugeln somit die gleiche Ladung haben, stoßen sie sich gegenseitig ab. Auf diese Weise bilden sie ein perfektes Kristallgitter, das umgeben ist von einer Wolke aus freien Elektronen. (Alle Metalle sind im Übrigen kristallin aufgebaut und durch die freien Elektronen wird die elektrische Leitfähigkeit der Metalle erst ermöglicht.)

Wir gehen weiter auf die vibrierenden Kugeln zu, die beim Näherkommen noch größer werden. Mühelos treten wir in eine der Kugeln ein und schauen uns nach allen Seiten um. Die Kugel ist gar keine richtige Kugel. Sie wird gebildet von Elektronen, die noch eine Million Mal kleiner sind als wir in diesem Moment. Diese Elektronen umkreisen einen winzig kleinen Kern in der Mitte des Atoms und bilden so eine im Verhältnis riesige Atomhülle. Diese Hülle ist natürlich nicht dicht, da sie nur von den Flugbahnen der winzigen Elektronen gebildet wird. So ist die Leere innerhalb des Atoms auch identisch mit der Leere außerhalb. Wir machen uns noch 1000-mal kleiner und gehen auf den Atomkern zu, der wiederum aus Kugeln zu bestehen scheint, und zwar hier aus 26 Protonen und 30 Neutronen. Wir treten in eines der Protonen ein, das auch vollkommen durchlässig ist, und sehen – nichts, nur Leere.

Wir befinden uns im Kern der Materie und finden nichts als Leere.

In dem Moment, in dem wir uns fragen, woraus Materie denn wirklich besteht, erscheint aus der Leere des Nichts ein Quark, ein Elementarteilchen, flüchtig und genauso klein wie ein Elektron. Es erscheint und verschwindet darauf wieder im Nichts. Jetzt wünschen wir uns, 2 Quarks zu sehen und schon erscheinen die beiden Quarks aus dem Nichts, genauso, wie wir es uns gewünscht haben. So oft wir dies auch wiederholen, zeigt sich, dass offenbar eine direkte Wechselwirkung besteht zwischen dem, was wir denken, insbesondere aber dem, was wir fühlen, und der Leere des Nichts, aus der offensichtlich alle Materie hervorgeht. Das, was uns als absolute Leere erscheint, ist demnach alles andere als leer, sondern eher die Fülle aller Möglichkeiten. Und diese Fülle ist überall innerhalb und außerhalb von uns.

Wie wir in vielen Hypnosen immer wieder erfahren durften, steht diese Fülle einer bewusst nicht wahrnehmbaren Dimension unseres Seins in ständiger Verbindung mit unserem Unterbewusstsein. Die scheinbare Leere des Nichts ist voll von Gefühlen und Informationen, die uns über unser Unterbewusstsein zugänglich sind. Hierauf gehen wir im Folgenden noch sehr genau ein. Zunächst wollen wir uns aber nochmals mit der Frage auseinandersetzen, was wir aus physikalischer Sicht als gesichertes Wissen annehmen können und wo wir uns in einer Welt der unbewiesenen Theorien bewegen.

Wissenschaftlich erwiesen - oder doch nicht?

Die Frage nach dem, was im Zusammenhang mit dem Aufbau der Materie und somit auch dem Aufbau des Menschen wissenschaftlich erwiesen ist, können wir nach den vorangegangenen Ausführungen nur beantworten, indem wir die Materie nach dem makroskopischen, also dem sichtbaren, und dem subatomaren Bereich unterscheiden.

Sprechen wir vom makroskopischen Bereich, so sind wir bei der klassischen Physik, deren großer Wegbereiter Sir Isaac Newton (1643 - 1727) war. Mit der klassischen Physik können alle Berechnungen durchgeführt werden, die sich auf die sichtbare Welt beziehen, seien es Berechnungen zur Tragfähigkeit von Bauwerken, zu Bewegungen von Maschinenteilen, zur Elektro- oder Thermodynamik oder zum Lauf der Planeten. Die Gesetze der klassischen Physik sind als gesichert anzusehen und durch Experimente nachgewiesen. Man kann also mit Recht sagen, dass die klassische Physik wissenschaftlich erwiesen ist.

Will man aber feststellen, woraus Materie in ihrem Innersten besteht, so reichen die Möglichkeiten der klassischen Physik hierzu nicht aus. Mit der Theorie der Quantenmechanik ist es den Physikern allerdings möglich, den Aufbau der Materie aus Quarks, Elektronen, Protonen, Atomen und Molekülen mathematisch zu beschreiben. Die Quantenmechanik ist neben der Relativitätstheorie von Albert Einstein eine der Hauptsäulen der modernen

Physik. Durch sie wurde die Entwicklung moderner Mikroelektronik erst ermöglicht. Die Anwendung der Quantenmechanik funktioniert bestens, doch wieso eigentlich?

Das Verhalten der kleinsten Teilchen kommt uns merkwürdig vor. Es passt nicht zu dem, was wir aus der klassischen Physik und aus dem Alltag kennen.

So erscheint ein Elementarteilchen urplötzlich aus dem Nichts und verschwindet wieder. Wo kommt es her und wo geht es hin?

Feste Materie verhält sich einmal wie eine Welle und ist ein anderes Mal fest, genau wie wir sie im Alltag sehen. Das Ganze ist nur abhängig davon, ob sie gemessen wird oder nicht. Woher weiß ein Materieteilchen, dass es gemessen wird und dass die Ergebnisse von einem Menschen interpretiert werden?

Dazu kommt, dass sich die kleinsten Teilchen so verhalten, dass sie Erwartungen erfüllen. Es besteht ein nachgewiesener Zusammenhang zwischen der Erwartungshaltung der Forscher und dem Verhalten der Teilchen. Woher weiß ein Teilchen, was ein Forscher von ihm erwartet?

Je genauer wir den Aufenthaltsort eines Teilchens kennen, desto weniger wissen wir über seine Geschwindigkeit (beziehungsweise seinen Impuls) und umgekehrt. Wieso wird eine Eigenschaft des Teilchens unscharf, je genauer eine andere seiner Eigenschaften bestimmt wird?

Wenn 2 Teilchen in einem System entstehen, so sind sie miteinander verschränkt. Sie haben dann immer die gleichen Eigenschaften, auch wenn sie Lichtjahre voneinander entfernt sind. Diese Teilchen sind also auf eine unbekannte Art ständig miteinander verbunden. Wie kommt eine solche Verbindung zustande?

Nach Einsteins spezieller Relativitätstheorie sind Materie und Energie ineinander umwandelbar, also äquivalent ($E=mc^2$). Besteht also feste Materie in ihrem Urgrund aus reiner Energie?

Nach Einsteins allgemeiner Relativitätstheorie besteht eine Wechselwirkung zwischen Materie, Raum und Zeit. So vergeht die Zeit in der Nähe großer Gewichte, also großer Massen, langsamer. Zu messen ist dieser Effekt bei einem Satelliten-Navigationssystem, zum Beispiel beim GPS–System. Das funktioniert nämlich nur, wenn die Zeit, die in dem in 20.000 Kilometer Höhe fliegenden Satelliten gemessen wird, exakt der Zeit entspricht, die auf der Erde gemessen wird. Die Zeit im Satelliten vergeht allerdings durch die hier geringeren Gravitationskräfte schneller als auf der Erde. Die Uhren gehen hier um 45 Mikrosekunden pro Tag vor. Würde die Abweichung nicht ständig korrigiert werden, so läge das GPS bereits nach einem Tag um 12 Kilometer neben dem Ziel. Wieso ist die Zeit abhängig von der Materie?

Alle Fragen, die sich zu Materie, Raum und Zeit hier ergeben haben, sind bis heute nicht beantwortet. Zwar gibt es viele fundierte Theorien, die auch zu guten Ergebnissen in der Praxis führen, aber dennoch bleiben die Fragen nach der Ursache für die erzielten Wirkungen offen.

Fakt ist zumindest, dass sich die kleinsten Teilchen, aus denen alles besteht, und wir selbst auch, vollkommen anders verhalten, als wir es aus unserer sichtbaren Welt kennen. Materie, Raum und Zeit sind nicht starr, wie wir sie im Alltag wahrnehmen, sondern im ständigen Wechselspiel miteinander dehnbar und beweglich.

Das Bemerkenswerteste aber ist, dass wir als Menschen mit unserem bewussten und unbewussten Geist die Materie auf subatomarer Ebene direkt beeinflussen, mit ihr wechselwirken und sie verändern können. Noch viel stärker als bewusste Gedanken wirken hierbei unsere unbewussten Gefühle.

Diese Tatsache eröffnet uns ganz neue Perspektiven in der komplementären Behandlung von Krankheiten. Ein Tumor ist nämlich auch nichts weiter als Materie.

Es existiert darüber hinaus nachweislich eine uns unbekannte Dimension, die ursächlich ist für Albert Einsteins „spukhafte Fernwirkung", ein Feld, in dem verschränkte Quanten miteinander verbunden sind, vollkommen unabhängig von Raum und Zeit.

Das psychoenergetische Feld

Wenn Quanten, die in einem System entstanden sind, in einer Dimension jenseits von Raum und Zeit miteinander verbunden sind, dann müsste doch alles andere, das existiert, auch über diese Dimension energetisch miteinander verbunden sein. Nach der Urknalltheorie ist doch schließlich das gesamte Universum aus ein und demselben System entstanden, und in der Folge auch wir selbst.

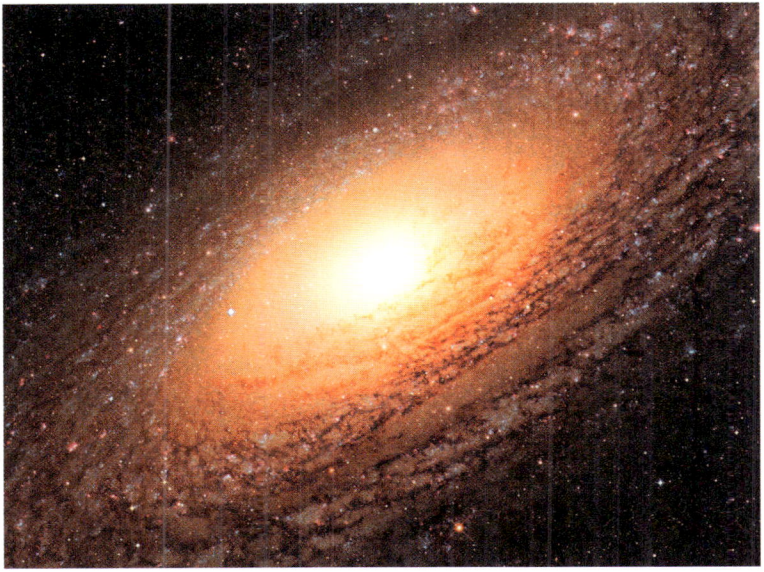

Dafür spricht auch die Tatsache, dass wir im Experiment die Elementarteilchen mit unseren Gedanken beeinflussen können. Schließlich sind wir selbst, die wir aus organischer Materie bestehen, auch alle aus Elementarteilchen aufgebaut, die miteinander verbunden sind.

Wenn, wie aus den repräsentativen Umfragen hervorgeht, etwa die Hälfte der Deutschen an übernatürliche Kräfte, Wunder und Engel glaubt, dann haben sie bestimmt auf intuitive Weise Kontakt zu dieser Dimension.

Es müsste also ein Feld aus psychischen Energien vorhanden sein, das die intuitive Kommunikation zwischen den Menschen ermöglicht, selbst wenn sie weit voneinander entfernt sind. Mehr noch, in diesem Feld müssten sich darüber hinaus auch Geistwesen tummeln, also geistige Wesenheiten wie Schutzengel zum Beispiel, und vielleicht auch böse Geister.

Entgegen den elektromagnetischen Feldern, die aus Radio- und Funkwellen oder auch aus Licht bestehen, sind die psychischen Energien mit den heutigen Messverfahren nicht erfassbar, allenfalls deren Auswirkung. Nachdem aber jeder Messvorgang sowieso die Überlagerung aller Möglichkeiten dieses Feldes zugunsten einer einzigen, nämlich der gemessenen oder auch erwarteten, kollabieren lassen würde, wäre die Messung auch bestimmt nicht geeignet, um mehr über dieses Feld zu erfahren. Hier dürfte statt berechnender Wissenschaft eher die menschliche Intuition das Mittel der Wahl sein.

Dieses psychoenergetische Feld steht mit der Psyche, also der Seele, in Verbindung und interagiert unbewusst ständig mit ihr. Dieses Feld besteht aus reiner Bewusstseinsenergie und ist somit voll von potenziellen Informationen und Gefühlen.

Potenziell deshalb, weil eine Information ja erst dann entsteht, wenn sie aufgenommen, sprich gelesen oder auf andere Weise wahrgenommen wird. Gefühle werden auch erst wahrgenommen, wenn die innere Bereitschaft hierzu vorhanden ist. In diesem Feld reinen Bewusstseins sind alle potenziellen Gefühle und Informationen vorhanden, und zwar über alles, was ist und über alles, was jemals gewesen ist.

Wenn wir mit diesem Energiefeld in irgendeiner Weise bewusst kommunizieren wollten, so würde uns dies durch den präfrontalen Cortex unmöglich gemacht, da dieser alle Signale, die wir nicht wahrzunehmen gelernt haben, herausfiltert. Um also an dieses Feld von Bewusstseinsenergie heranzukommen, müssen neben der innigen Bereitschaft hierzu auch geeignete Wege gefunden werden, um der Zensur des eigenen präfrontalen Cortexes zu entgehen. Mit einem rein rationalen Ansatz kommen wir hier also bestimmt nicht weiter. Vielleicht aber mit fernöstlichen Meditationstechniken oder psychischer Energiearbeit.

Als wir Anfang der 1990er Jahre begannen, uns mit psychischer Energiearbeit zu beschäftigen, waren wir eigentlich nur neugierig. Neugierig auf das, was uns hier erwarten würde, unvoreingenommen und zugleich vorsichtig, bereit, sofort damit aufzuhören, wenn wir uns auf irgendeine Weise indoktriniert fühlen würden. Schließlich passten ja energetische Meditationen und Heilungen durch Handauflegen damals nicht in unser rationales Weltbild.

Angefangen hat alles damit, dass wir Reiki-Seminare besuchten. Reiki ist eine aus Japan kommende, energetische Heilmethode, bei der die „universale Lebensenergie", eine Energieform des psychoenergetischen Feldes, in dankbarer Haltung vom Reiki-Gebenden aufgenommen und über seine Hände an den Behandelten abgegeben wird. Der Reiki-Gebende bildet hierbei einen Energiekanal, durch den die Energie geleitet wird. Hierbei bittet der Behandler in Gedanken um die Reiki-Energie zum höchsten Wohle des Behandelten (was auch immer für diesen das höchste Wohl sein mag) und somit zum höchsten Wohle aller. Die Energie wird also in keiner Weise durch den Behandler selbst beeinflusst, was überaus wichtig ist.

Schon nach kurzer Zeit stellten wir fest, dass diese absolut neutrale Form die liberalste und zugleich respektvollste Weise ist, wie man mit psychischer Energiearbeit umgehen kann. Wir bemerkten bald, dass wir auch im Alltag ruhiger und gelassener wurden, also setzten wir unsere Reiki-Ausbildungen fort. Zu dieser Zeit waren die Reiki-Lehren noch nicht sehr weit verbreitet. Sie galten als eine Art Geheimlehre und entsprechend langwierig und präzise war die Ausbildung. So wurde die korrekte Reihenfolge der Linien bei der Schreibweise der damals hoch geheimen Reiki-Symbole wochenlang geübt, bis die Symbole in Gedanken jederzeit korrekt dargestellt werden konnten. Gleiches galt natürlich auch für die Handhaltung bei Behandlungen. Trotzdem haben wir die Energiearbeit mit Reiki sehr genossen. Mit der Zeit kamen noch viele weitere Seminare und Ausbildungen in psychischer Energiearbeit hinzu, die unser Leben bereicherten. Wir fühlten die energetische Verbindung und die Energie, die durch unsere Hände floss, immer intensiver und kommunizierten mit immer größerer Deutlichkeit intuitiv mit den Wesenheiten des psychoenergetischen Feldes.

Je mehr wir uns mit der Energiearbeit beschäftigten, desto offener wurden wir für die Energien. Und je offener wir wurden, desto deutlicher nahmen wir wahr, dass uns das jahrelang mühsam angelernte Wissen über Regularien, Symbole und Handhaltungen weitaus mehr einschränkte als nützte.

Das wirklich große Geheimnis der Energiearbeit ist die Kunst, tief zu entspannen und der eigenen Intuition zu vertrauen. Das Geheimnis liegt in der Einfachheit.

Alles, was wir benötigen, um intuitiv mit dem psychoenergetischen Feld zu kommunizieren oder Energien zu fühlen und weiterzugeben, ist das Vertrauen in die eigene Intuition in vollem Respekt vor dem freien Willen eines jeden anderen Menschen.

Wir tragen nämlich von Geburt an alles schon in uns, was wir benötigen, um uns mit der Energie unseres Ursprungs zu verbinden. Jeder Mensch hat diese Gabe mit in die Wiege gelegt bekommen. Wir brauchen nur die Augen zu schließen und uns daran zu erinnern.

Aber genau das ist uns abtrainiert worden. Wir haben in unserer Gesellschaft gelernt, dass jede Fähigkeit mühsam antrainiert und erlernt werden muss, immer frei nach dem Motto: „Ohne Fleiß kein Preis". So kann etwas, was man mit Leichtigkeit selbst anwenden kann, nicht besonders wertig sein. Im Falle der intuitiven Verbindung mit dem psychoenergetischen Feld ist das Gegenteil der Fall. Da brauchen wir nur um die intuitive Wahrnehmung der Verbindung zu bitten und schon ist sie da.

Wir können heute mit Bestimmtheit sagen und auch den empirisch geführten Nachweis darüber erbringen, dass alle Menschen ständig energetisch mit einer geistigen Dimension des Seins verbunden sind, einer Dimension, die jenseits von Zeit und Raum real existiert. Es ist eine Dimension ewigen, reinen Bewusstseins, die von Tag zu Tag unseres Erdenlebens zunimmt. Teil dieser Dimension, die wir als „psychoenergetisches Feld" bezeichnen, sind geistige Wesenheiten wie Schutzengel, Engel und alle Seelen, unabhängig davon, ob die Menschen gerade auf der Erde leben oder nicht. In dieser Dimension ist alles in bedingungsloser Liebe eins, also ein Ganzes, und zugleich ist alles individuell und unvergänglich. Jeder Gedanke, der je gedacht wurde und jedes Gefühl, das je gelebt wurde, ist Teil dieser Dimension. In diesem einen Bewusstsein, das aus unendlich vielen individuellen Aspekten besteht, ist immer „Hier" und immer „Jetzt". Diese alles verbindende Dimension ist immer innerhalb und außerhalb von allem. Diese Dimension kann Leben verändern, wenn man darum bittet. So geschehen Wunder.

Starker Tobak, oder? Wie können wir eine so präzise Aussage über das psychoenergetische Feld mit einer solchen Sicherheit treffen? Ganz einfach, weil wir es selbst Tag für Tag bei unseren Hypnosen erleben.

In den vielen, vielen Jahren unserer intensiven Beschäftigung mit psychischer Energiearbeit haben wir viele innere Bilder gesehen, Energien gespürt und auf intuitive Weise mit der geistigen Welt kommuniziert. Alles, was wir auf diese Weise für uns erfahren haben, war allerdings immer mit einem Fragezeichen versehen. Ist das jetzt Realität oder nur Einbildung? Das war die einfache Frage, die sich uns selbst immer wieder aufdrängte. Wir konnten uns drehen wie wir wollten, alles, was wir hier erlebten, waren rein subjektive Erfahrungen, auch wenn sie noch so klar empfangen wurden. Wer immer wieder störte, war unser alter Bekannter, der präfrontale Cortex, unser eigenes Ego also, das immer wieder dazwischen funkte. Daher mussten wir nach Wegen suchen, in klaren Worten zu systematisch reproduzierbaren Ergebnissen zu kommen. Die Hypnose erschien uns hierzu als geeignet.

So begannen wir damit, uns parallel zur Energiearbeit mit allen möglichen Formen der Hypnose zu beschäftigen. Wir nahmen an sehr vielen Hypnoseseminaren teil und pickten uns hierbei die Elemente und Techniken heraus, die wir für unsere Arbeit verwenden konnten. Ähnlich, wie zuvor bei der Energiearbeit, stellte sich auch bei der Hypnose sehr bald heraus, dass diese umso effizienter wurde, je mehr wir sie von überflüssigem Ballast befreiten.

So begannen wir 2005 damit, unsere eigene Form der Hypnose zu entwickeln. Diese Form der Hypnose ist dadurch gekennzeichnet, dass wir unsere Klienten durch die Kombination von psychischer Energiearbeit und klassischer Hypnose auf völlig neutrale Weise in den erweiterten Bewusstseinszustand einer Tieftrance leiten.

In diesem Zustand sind wir erhöht aufmerksam, aber nur sehr eingeschränkt kritikfähig, wodurch die direkte Kommunikation zwischen dem Hypnosetherapeuten und dem Unterbewusstsein des Klienten, das wiederum direkten Zugang zum psychoenergetischen Feld hat, möglich ist. Wenn wir uns einmal den präfrontalen Cortex als Wachhund vorstellen, der das Haus des psychoenergetischen Feldes bewacht, so gehen wir locker an ihm vorbei, mitten auf das weit geöffnete Tor zu. Der Hund sieht uns zwar, aber es interessiert ihn einfach nicht. Mit dieser Form der Hypnose erreichen wir systematisch und reproduzierbar das psychoenergetische Feld, das sich durch die Aussagen unserer Klienten jedes Mal so darstellt, wie wir es beschrieben haben. Dies geht aus hunderten protokollierter Hypnosen hervor, von denen wir im Folgenden einige darstellen.

Die Heilungserfolge, die wir mit dieser Methode erzielen, sind sehr beachtlich. Die Hypnose stellt hierbei aber keine Form von Werkzeug dar, mit dem irgendetwas repariert werden kann, sondern sie eröffnet nur den Zugang. Wesentliche Voraussetzung für den Erfolg ist die Grundhaltung des Klienten zu seinem eigenen Leben.

Meine Heimat bin ich selbst

„Meine Heimat bin ich selbst." Diese gewaltige Aussage des deutschen Schriftstellers Albert Vigoleis Thelen, dem großen Unbekannten der deutschen Literatur, trifft den Kern all dessen, was das Leben bestimmt, in nur 5 einfachen Worten.

Wenn Thelen von sich selbst als seiner Heimat spricht, so bekommt das Wort „Heimat" eine viel weitreichendere Bedeutung als im allgemeinen Sprachgebrauch. Für Thelen ist Heimat ein Gefühl, kein Ort. Seine Aussage zeugt von innerer Sicherheit, von absolutem Vertrauen in sich selbst, in seine gesamte Identität. Mehr noch, mit diesen 5 Worten kommt seine uneingeschränkte Bereitschaft zum Ausdruck, mit eigenem, freien Willen die volle Eigenverantwortung für sich, seine Handlungen und Gedanken zu übernehmen.

Wenn wir nach unserer Heimat suchen und die Aussagen der ersten 12 Kapitel zusammenfassen, so stellen wir fest, dass wir uns offenbar in 2 scheinbar parallelen Realitäten des Lebens und des Seins befinden, die zu einer einzigen, unvergänglichen Bewusstseinsrealität verschmelzen. Die eine dieser Realitäten, die sichtbare Welt, ist bewusst wahrnehmbar, während die andere Realität nur unbewusst wahrgenommen werden kann. Im psychoenergetischen Feld sind beide Realitäten energetisch untrennbar miteinander verwoben.

Bewegen wir uns im Alltag durch unsere sichtbare Welt, so laufen mindestens 95 Prozent aller Vorgänge unbewusst ab, während wir maximal 5 Prozent aller Entscheidungen rational treffen. Dabei kommt es uns allerdings so vor, als würden wir alle Entscheidungen, jede einzelne, mit unserem bewussten, wachen Verstand treffen. Schließlich stehen wir ja mit beiden Beinen fest im Leben. Hierbei ist unser ganzes Weltbild von der Gesellschaft geprägt, in der wir leben und in der wir aufgewachsen sind. Jede unserer Wahrnehmungen, denen wir absolut vertrauen, ist eine Konstruktion unseres Gehirns, ausgelöst durch unbewusste Programme, die durch Prägungen in der Kindheit und bewegende Ereignisse hervorgerufen wurden. Aus diesem Grund ist die Wahrnehmung seiner Umwelt und seines Lebens für jeden Menschen subjektiv.

Während das Weltbild unserer Gesellschaft noch vor vielen Jahren überwiegend spirituell geprägt war, einschließlich des festen Glaubens an Hexen und der schuldbefreienden Wirkung von Ablassbriefen, so ist das heutige Weltbild eher ein mechanistisch–rationales, wenngleich ein deutlicher Trend zum Spirituellen erkennbar ist. Diese Entwicklung ist sicherlich auch dem rasanten technischen Fortschritt der letzten Jahrzehnte geschuldet, der vielfach auch zu einer überproportionalen Belastung der Menschen führt. Hier spricht die ständig steigende Zunahme von psychischen- und Krebserkrankungen eine deutliche Sprache.

Aber was ist mit den Gefühlen? Alle unsere Gefühle entstehen unbewusst im ständigen Austausch mit unserem Umfeld. Letztlich sind es allein unsere Gefühle, die über das subjektive Empfinden von Lebensqualität, bis hin zum Entstehen von Krankheiten, entscheidend sind.

Lebt der Mensch in einem Umfeld, in dem er sich geliebt, angenommen, respektiert und wirtschaftlich abgesichert fühlt, einem nährenden Umfeld also, in dem er sich entfalten kann, so wird er sein Leben eher genießen als in einem belastenden Umfeld. Diese subjektiv als gut empfundene Lebensqualität ist der Gesundheit nachweislich ausgesprochen förderlich.

Ist das Umfeld dagegen zehrend, weil es den Menschen überfordert oder ausgrenzt, wodurch es zum Beispiel Versagens- und Existenzängste auslöst, so befindet sich der Mensch in einem Zustand, der durch Dauerstress gekennzeichnet ist. Eine solche psychische Verfassung, die durch Ängste und Stress bestimmt ist, kann insbesondere, wenn dieser Zustand über einen langen Zeitraum anhält, auslösend sein für viele Formen körperlicher und psychischer Erkrankungen.

Dabei ist es nicht das Umfeld als solches, das sich auf die psychische und in der Folge auch körperliche Gesundheit auswirkt, sondern allein die subjektive Wahrnehmung des Umfelds, die wiederum von unbewussten Programmen bestimmt wird

Befindet sich der Mensch also in einer Situation, sei sie beruflicher oder privater Natur, die er als permanent belastend empfindet und die er allein nicht ändern kann, so bleibt ihm nur die Möglichkeit, in freier Selbstbestimmung und somit in vollem Respekt vor sich selbst, seine Verantwortung für sich selbst zu übernehmen und in Wahrnehmung dieser Eigenverantwortung alle erforderlichen Konsequenzen zu ziehen, um seine Lebensqualität nachhaltig zu verbessern. Dies könnte zum Beispiel den Wechsel des Arbeitsplatzes bedeuten. Stehen einem solchen Wechsel allerdings massive Existenzängste entgegen, so ist eine andauernde Beeinträchtigung der Lebensqualität die unausweichliche Folge, die vielfach in Resignation und Krankheit mündet.

Doch welche Perspektiven hat jeder Mensch, jeder einzelne, und zwar immer? Die Antwort auf diese Frage erhalten wir, indem wir uns mit dem psychoenergetischen Feld beschäftigen.

Dass ein solches bestehen muss, ist durch den Doppelspaltversuch und die Experimente zur Quantenverschränkung nachgewiesen. Dass feste Materie in ihrem Urgrund aus reiner Energie bestehen muss, geht neben der Relativitätstheorie von Albert Einstein auch aus der Quantenmechanik hervor.

In diesem Wissen um den Urgrund der Materie, beschreiben renommierte Wissenschaftler wie Max Planck, Ulrich Warnke, Hans-Peter Dürr und viele andere mehr das psychoenergetische Feld auch als ein alles verbindendes Bewusstseinsfeld. Für Ulrich Warnke ist es das „Meer aller Möglichkeiten", eine durchaus treffende Beschreibung, die sich in unseren Hypnosen widerspiegelt.

Wenn sich ein Mensch im Zustand einer Tieftrance befindet, so hat er über sein Unterbewusstsein den direkten Zugang zu diesem Bewusstseinsfeld. Aus etlichen Hypnosen, in denen unsere Klienten ihren eigenen Tod in einem früheren Leben erneut erlebten, wissen wir, dass mit dem physischen Tod des Körpers das individuelle Bewusstsein nicht endet. Für jeden unserer Klienten, die in ihrer Hypnose an diesen Punkt kamen, ging ein solches Erlebnis immer mit einem unbeschreiblichen Glücksgefühl einher, ohne eine einzige Ausnahme. Berichte, wie sie von der berühmten Sterbeforscherin Elisabeth Kübler-Ross veröffentlicht wurden, finden hier ihre volle Bestätigung.

Nach unseren, in vielen Hypnosen gemachten Erfahrungen, besteht das individuelle Sein nach dem physischen Tod weiter. Es ist unvergänglich. Mit dem Wissen um die Unvergänglichkeit des individuellen Seins, eröffnen sich uns weite Perspektiven für das Leben. Vor dem Hintergrund dieser Perspektiven stellen wir uns nun die Frage, worin der Sinn unseres Lebens besteht.

Wenn zum jetzigen Zeitpunkt etwa 7,3 Milliarden Menschen auf der Erde leben, so wird es auf diese Frage auch 7,3 Milliarden ganz individuelle Antworten geben, natürlich nur, wenn man sich diese Frage zu irgendeinem Zeitpunkt stellt. Dessen sind wir uns bewusst.

Wir, Brigitte Papenfuß und Ralf Mooren, geben hier gerne unsere eigene, ganz persönlichen Antwort auf diese Frage weiter, die wir durch unsere Arbeit und auch in unseren eigenen Hypnosen für uns selbst gefunden haben: Der Sinn des Lebens besteht für uns ganz einfach in unserem Sein.

Nach unseren Erfahrungen, die wir immer wieder mit Klienten in Tieftrance gemacht haben, ist jeder Mensch Teil eines lebendigen Ganzen aus reinem Bewusstsein, mit dem er über das psychoenergetische Feld jederzeit energetisch verbunden ist.

Darüber hinaus ist jeder Mensch durch sein waches Bewusstsein, seinen Verstand, kreativ. Er trägt über seine Kreativität bewusst zur Gestaltung seines Lebensraums bei. Er entwickelt Gedanken, die noch nie gedacht wurden und tut Dinge, die noch nie getan wurden. Er ist aktiver und zugleich ganz individueller Teil der Schöpfung.

Wie auch immer er als lebender Mensch denkt, fühlt und handelt, er ist und bleibt Teil des Ganzen und ist als solcher immer bedingungslos geliebt und angenommen. Auf der Ebene des absoluten Seins gibt es keine Schuld, nur gemachte Erfahrungen in Form aktiver Schöpfung.

Zur aktiven Schöpfung bedarf es der inneren Freiheit, also des freien Willens. Insofern ist der freie Wille eines lebenden Menschen unverzichtbarer Teil der Schöpfung und somit eine unabdingbare Gesetzmäßigkeit des Seins.

Das psychoenergetische Feld, das Ganze, wertet nicht. Es richtet nicht, sondern liebt bedingungslos, also ohne jede Bedingung. Für die Schöpfung ist es vollkommen gleichgültig, ob jemand Nobelpreisträger, Millionär, behindert oder Bettler ist. Alles, was zählt, ist die neue, nie zuvor gemachte Erfahrung.

Jeder Mensch, aus jedem Kulturkreis, mag dieses Ganze, das psychoenergetische Feld, für sich benennen, wie immer er es möchte. Das Ganze ist nach unseren menschlichen Maßstäben so groß, dass es meilenweit über jeder Form seiner Benennung und erst recht über jeder Form von Doktrin steht.

Wir betrachten dieses Leben, das wir führen dürfen, als großes Geschenk. Wir wissen, dass dieses, unser physisches Leben, eines Tages zu Ende gehen wird, wissen aber auch um die Perspektiven danach. Die Vergangenheit unseres jetzigen Lebens können wir nicht mehr ändern. Sie ist bereits zu Erfahrungen geworden. Unsere Zukunft können wir nach eigenem, freiem Willen gestalten und Pläne schmieden, aber das Leben erfahren, können wir nur hier und jetzt, immer wieder aufs Neue.

Wenn wir in der letzten Stunde unseres Lebens zurückblicken auf die Zeit, die zwischen dieser und dem heutigen Tag liegt, so wünschen wir uns, zu uns selbst sagen zu können, dass wir das Geschenk des Lebens von jedem Tag an aufs Neue genutzt und dieses so geführt haben, wie es unseren eigenen Wünschen entsprach, und zwar in vollem Respekt vor der Freiheit des anders Denkenden. Diesen tiefen Respekt vor der Freiheit des anders Denkenden drücken wir dadurch aus, dass wir ihn und seine Wünsche genauso akzeptieren, wie wir von ihm erwarten dürfen, dass er uns so akzeptiert, wie wir sind und wie wir unser Leben führen. Dies bedeutet, dass wir in freier Selbstbestimmung für unser Leben aktiv die Verantwortung übernehmen und die Verantwortung eines jeden anderen für dessen eigenes Leben bei ihm belassen. Ändern können wir nur uns selbst, niemanden sonst, und das möchten wir auch gar nicht.

Unsere Hypnosen führen wir in vollem Respekt vor dem freien Willen unserer Klienten durch. Vielfach haben diese psychische oder körperliche Probleme, die aus unbewussten Programmen herrühren, die einfach dadurch entstanden sind, dass sie sich entgegen ihren tiefsten eigenen Wünschen und Bedürfnissen über Jahre hinweg selbst verbogen haben, um die Erwartungshaltungen ihres Umfelds zu erfüllen. Wenn diese Klienten dann in eine Tieftrance gelangen, so kommen sie für sich zu der tiefgreifenden Erkenntnis:

„Meine Heimat bin ich selbst".

Mit dem inneren Arzt zurück ins Leben

Hypnose? Was ist das eigentlich?

Auf die Frage nach dem, was Hypnose eigentlich ist, erhält man die verschiedensten Antworten. Im Allgemeinen werden sowohl das Verfahren als auch der Zustand einer hypnotischen Trance als Hypnose bezeichnet. Man kann also mittels Hypnose in Hypnose versetzt werden.

Zudem werden die Verfahren der Hypnose noch mit etlichen Zusatzbegriffen beschrieben. So spricht man von medizinischer Hypnose, analytischer Hypnose, klassischer oder moderner, klinischer oder lösungsorientierter Hypnose und von vielem mehr. Daneben gibt es natürlich auch noch die Showhypnose. Es existiert schlicht keine allgemeingültige Definition, aber alle, die sich mit diesem Thema beschäftigen, sind sich darüber einig, dass Hypnose irgendetwas mit Trance zu tun hat und dass sie wirkt.

Im Wesentlichen kann man die gesamte Palette dessen, was als Hypnose bezeichnet wird, in 2 Richtungen unterteilen, die meilenweit voneinander entfernt sind. Dazwischen liegt eine unüberschaubare Vielfalt von unterschiedlichsten Hypnose-Methoden.

Die eine dieser Richtungen ist die Hypnose nach dem berühmten amerikanischen Psychotherapeuten Milton H. Erickson (1901-1980), der die moderne Hypnose, die auch als Hypnotherapie (ohne se) oder klinische Hypnose bezeichnet wird, nachhaltig geprägt hat.

Diese Art der Hypnose wird vielfach von Ärzten und Psychotherapeuten eingesetzt, aber keineswegs ausschließlich.

Die Hypnose nach Milton Erickson besteht im Wesentlichen darin, dass der Hypnotherapeut zu Anfang der Behandlung eine Diagnose stellt, auf deren Basis er die spätere Hypnose durchführt. Hierbei führt er den Patienten in einen leichten Trancezustand, indem die therapeutische Wirkung dadurch erzielt wird, dass der Hypnotherapeut seinem Patienten bedeutungsvolle Geschichten erzählt, mit denen sich dieser identifiziert und die ihn so veranlassen, aus seinen unbewussten Ressourcen neue Gedankenverbindungen zu knüpfen. Die sichere Anwendung dieses sehr komplexen Hypnoseverfahrens setzt eine fundierte psychotherapeutische Ausbildung des Hypnotherapeuten voraus. Schließlich muss dieser in der Lage sein, eine zutreffende Diagnose zu stellen, auf deren Basis er dann wirksame Suggestionen in Form von Geschichten und Symbolen gibt.

Die andere der beiden Richtungen besteht in der klassischen, der tradierten Form der Hypnose. Hier werden Trancezustände mittels verschiedener Induktionstechniken eingeleitet und durch das Suggerieren von Entspannung und Wohlbefinden auf völlig neutrale Weise vertieft. Der therapeutische Effekt wird dadurch erzielt, dass der Patient während der Trance Anweisungen erhält, die in diesem Zustand direkt von dessen Unterbewusstsein angenommen werden. Da die Wirkung dieser Anweisungen nach Beendigung der Hypnose bestehen bleibt, werden sie als „Wirksuggestionen" bezeichnet.

Weitere therapeutische Effekte können bei der klassischen Hypnose durch das erneute Durchleben traumatisierender Ereignisse in Trance erzielt werden, zum Beispiel im Verlauf einer Rückführung in ein früheres Leben oder durch Regression in die frühe Kindheit. In den meisten Fällen beschränkt sich hier die Hypnose auf das erneute Durchleben einer solchen Situation, ohne dass die emotionale Sicht auf das traumatisierende Ereignis in der Trance aufgearbeitet wird.

Als wir begannen, uns mit Hypnose zu beschäftigen, hatten wir keineswegs die Absicht, hiermit therapeutische Wirkungen zu erzielen. Unser Ziel bestand anfangs ausschließlich darin, möglichst tiefe Trancen zu erreichen, um unsere intuitiven Erfahrungen aus der psychischen Energiearbeit durch die direkte Kommunikation mit dem Unterbewusstsein verbal zu verifizieren. Dieses Ziel vor Augen, haben wir uns mit beiden Richtungen der Hypnose eingehend beschäftigt.

Die Hypnotherapie nach Erickson erwies sich für diese Zwecke rasch als ungeeignet, da die Trancetiefen, die mit dieser Methode erreicht werden, relativ gering sind. Die Hypnotherapie würde allerdings mit tiefen Trancen auch nicht funktionieren, da zur Aufnahme der komplexen Suggestionen ein hoher Anteil an Wachbewusstsein vorhanden sein muss.

Zudem werden hierbei Diagnosen gestellt und hierauf ausgerichtete Suggestionsgeschichten vermittelt. Das Verfahren beinhaltet insofern 2 erhebliche Risiken, nämlich die des Stellens fehlerhafter Diagnosen und des Erarbeitens von ungeeigneten Suggestionen.

Die klassische Hypnose birgt ebenfalls das nicht zu unterschätzende Risiko fehlerhafter Wirksuggestionen. Mit dieser Methode werden allerdings tiefere Trancen erreicht als mit der Hypnotherapie, da das Bewusstsein hier in weit geringerem Maße angesprochen wird.

Insofern war die klassische Form der Hypnose für uns die Methode der Wahl. Diese haben wir in der Zeit von 2005 bis 2010 durch die Kombination mit psychischer Energiearbeit und durch das Erarbeiten einer Vorgehensweise, die auf Fragetechniken und Verankerungen beruht, so modifiziert, dass die Probleme des Patienten in direktem Dialog mit dessen Unterbewusstsein von diesem selbst gelöst werden können. Diese neue Form der Hypnose, die wir als SOL-Hypnose® bezeichnen, unterscheidet sich wesentlich von allen anderen Hypnoseverfahren. Hierbei werden solch tiefe Trancen erreicht, dass auch direkte Interaktionen mit Wesenheiten des psychoenergetischen Feldes möglich sind, mit deren Hilfe ebenfalls Problemlösungen bewirkt werden können. Da es sich bei der SOL-Hypnose nicht um ein medizinisches Verfahren handelt, sondern um eines, das ausschließlich die unbewussten Ressourcen nutzt, über die jeder von uns verfügt, bezeichnen wir unsere Patienten als Klienten.

Eine Behandlungsmethode, die keine ist

Die SOL-Hypnose als Behandlungsmethode zu bezeichnen, wird den Vorgängen, die sich regelmäßig bei solchen Hypnosen ereignen, nicht gerecht. Unter einer Methode versteht man ein planmäßiges, systematisches Handeln zum Erreichen eines Zieles, das immer nach dem gleichen Schema abläuft. Bei der SOL-Hypnose ist dies bis zu einem gewissen Grad auch der Fall, aber das Ablaufschema bildet nur den sichtbaren, äußeren Rahmen.

Jeder Mensch ist ein ganz individueller Teil der Schöpfung, und zwar der Teil, der sich dessen bewusst ist. Er macht mit seinem eigenen, freien Willen seine ganz individuellen Erfahrungen und lebt sein Leben auf seine ganz persönliche Weise. Sein Unterbewusstsein erzeugt hierbei jedes Gefühl und steuert jede Körperfunktion, bis in die allerkleinste Zelle. Somit sind Gesundheit und Lebensqualität unmittelbar abhängig vom Unterbewusstsein, dem Ursprung unserer Gefühle.

Nun kommt es in unserer Leistungsgesellschaft vielfach vor, dass ein Mensch seine eigenen Gefühle ständig ignoriert, vielleicht aus Gründen der Vernunft oder weil er die Erwartungshaltungen anderer Menschen erfüllt. Vielleicht hat er auch in seinem Leben Gewalt oder Missbrauch erfahren und traumatisierende Erlebnisse gehabt. Es kommt auch vor, dass Ereignisse, die ihm in einem früheren Leben widerfahren sind, sein jetziges Leben beeinflussen.

Schließlich kann es auch sein, dass sein Leben durch Fremdenergien beeinträchtigt wird, also solchen psychischen Energien, die auch als „Besetzungen" bezeichnet werden.

Alle diese Einflüsse auf unser Leben, sowohl die sichtbaren als auch die psychoenergetischen, führen zu Reaktionen des Unterbewusstseins. So kann es sich zum einen in einem beschwingten, erfüllten Leben ausdrücken, zum anderen aber auch Krankheiten, Ängste und Unsicherheit hervorrufen. Das Unterbewusstsein wertet nicht. Eine Krankheit oder auch jede andere Form der Beeinträchtigung von Lebensqualität ist vielfach ein Hinweis des Unterbewusstseins, sein Leben oder seine Lebenseinstellung zu ändern. Ganz wesentlich für die Genesung ist eine persönliche Einstellung, die das Leben schätzt und die es leben möchte, um die selbst gewählten Lebensperspektiven zu realisieren, bei voller Übernahme der Verantwortung für das eigene Leben.

Viele unserer Klienten befinden sich in einer schwierigen Lebenssituation und legen alle ihre Hoffnungen in die heilende Wirkung des Unterbewusstseins und des psychoenergetischen Feldes. Es ist hierbei unerheblich, ob eine Krebserkrankung, eine andere körperliche Erkrankung oder eine psychische Erkrankung der Grund für die Hypnose ist. Viele Klienten kommen auch zur Hypnose, weil sie sich selbst nicht wahrnehmen oder nach ihrer spirituellen Identität suchen. Der Grund für die Hypnose ist für uns als SOL-Hypnosetherapeuten vollkommen unwichtig, da wir ja sowieso mit dem Unterbewusstsein sprechen. Wichtig, sehr wichtig, ist aber der freie Wille unserer Klienten, die von ihnen selbst gewünschten Änderungen herbeiführen zu wollen. Hilfe aus dem psychoenergetischen Feld setzt immer den freien Willen voraus.

Als SOL-Hypnosetherapeuten verstehen wir uns als vollkommen neutrale Vermittler zwischen dem Unterbewusstsein unseres Klienten, dessen bewussten Veränderungswünschen und dem psychoenergetischen Feld. Wir selbst nehmen von uns aus keinerlei Einfluss, da niemand außer unserem Klienten selbst wissen kann, was für ihn gut ist und was nicht. Hier zählt nur der freie Wille des Klienten.

Voraussetzung für das Gelingen der SOL-Hypnose ist also der aktive Wunsch nach Veränderung und die aktive Bereitschaft zur bewussten Mitwirkung daran. Mit einer Einstellung wie „ja, das kann ich ja auch noch mal versuchen" oder „bediene mich mal, ich zahle ja dafür", können wir uns die Hypnose ersparen, da sie voraussichtlich nicht funktionieren wird. So nehmen wir in aller Regel auch keine Termine an, die ein Dritter für einen Klienten machen möchte, zum Beispiel der Ehepartner. Hier zeigt die Erfahrung, dass solche Termine entweder in letzter Minute abgesagt oder diese nur unmotiviert wahrgenommen werden, um jemand anderem einen Gefallen zu tun.

Aber wenn man die Hypnose wirklich möchte, dann gewährt einem das eigene Unterbewusstsein einen tiefen Einblick in die wahre Realität des eigenen Seins.

Hierbei nimmt es die erwünschten Änderungen im direkten Dialog mit dem Hypnosetherapeuten vor. So entstehen zumeist unvergessliche und berührende Momente, die das Leben verändern. Es ist also nicht die Behandlungsmethode, sondern der Klient selbst, der durch sein Unterbewusstsein die Veränderungen bewirkt.

Zu Beginn einer Hypnosebehandlung findet ein umfangreiches Vorgespräch statt, das zumeist zwischen 2 und 3 Stunden in Anspruch nimmt. Dieses Gespräch dient vor allem dem Aufbau eines Vertrauensverhältnisses, das für die spätere Hypnose unerlässlich ist. Die Tatsache, dass die SOL-Hypnose keine medizinische Methode ist und dass SOL-Hypnosetherapeuten in der Regel weder Ärzte noch Psychotherapeuten sind, wirkt sich hierbei sehr positiv aus. Auf diese Weise kommt ein vertrauliches Gespräch von Mensch zu Mensch zustande, bei dem der Klient nicht befürchten muss, das sein Problem diagnostiziert und in eine Behandlungskategorie einsortiert wird. „Das kann ich meinem Psychotherapeuten gar nicht erzählen", ist ein Satz, den wir im Vorgespräch oftmals hören.

Grundlage dieses Gespräches ist ein Erfassungsbogen, den der Klient in aller Ruhe zu Hause ausgefüllt hat. Hier werden Fragen gestellt, die den Klienten im Vorfeld der

Hypnose veranlassen, im stillen Kämmerlein intensiv über sich, sein ganzes Leben und insbesondere über seine Lebensperspektiven nachzudenken.

So fragen wir, neben dem Grund für die Hypnose, zum Beispiel nach seinem größten Wunsch, nach seinen Ängsten und was er im Leben anders machen würde, könnte er nochmals von vorn anfangen. Natürlich werden auch Fragen nach dem Gesundheitszustand gestellt, um zu eruieren, ob eine Beeinträchtigung vorliegt, die ein vorheriges Abklären mit einem Arzt erforderlich macht. Dies könnten zum Beispiel eine Anfallserkrankung wie Epilepsie sein oder ein extrem niedriger Blutdruck.

Dann bitten wir den Klienten, sich in eine Situation seines Lebens zu versetzen, in der er ein großes Glücksgefühl verspürte, und diese Situation mit einem Wort zu benennen. Hierbei möchten wir gar nichts über die Situation selbst wissen, sondern wir benötigen nur ein Wort, mit dem unser Klient das Glücksgefühl assoziiert. Dieses Wort werden wir später mit in die Hypnose aufnehmen, denn dieses stellt, wie wir sagen, eine positive Ressource dar. Sollte unser Klient dann während der Hypnose in äußerst belastende Emotionen geraten, so brauchen wir nur dieses Wort auszusprechen und schon ist er in dem Glücksgefühl, das er mit diesem Wort verbindet. Diese positive Ressource dient also der Sicherheit, allerdings muss sie so gut wie nie verwendet werden.

Im Laufe des Gespräches nehmen wir alle Veränderungen, die unser Klient mit der Hypnose erreichen möchte, eindeutig auf und notieren uns diese in Form von Stichworten. So können wir später bei der Hypnose einen Punkt nach dem anderen abhaken, sobald dieser vom Unterbewusstsein angenommen und fest verankert wurde. In den meisten Hypnosen kommen folgende Punkte immer wieder vor: Selbstheilungskräfte, vollständige Gesundheit, Selbstsicherheit, Gefühle wahrnehmen, Schuld, Vergebung, Versagensängste und Loslassen, um nur einige Beispiele zu nennen.

Natürlich prüfen wir bei jeder Hypnose, ob die angestrebten Ziele unseres Klienten mit den ethischen Grundsätzen übereinstimmen, die wir unseren Hypnosen stets zugrunde legen. So behandeln wir ausschließlich Themen, die unseren Klienten selbst in seiner eigenen Verantwortung betreffen und schließen jeden möglichen Übergriff auf Dritte kategorisch aus. Der Handwerksmeister, der mit dem Ansinnen zu uns kommt, alle seine 15 Mitarbeiter hypnotisieren zu lassen, um den Schmutzfuß zu erwischen, der ihm seine neue Bohrmaschine geklaut hat, beißt bei uns also ebenso auf Granit wie der gehörnte Ehemann, der seine Frau in dessen Beisein hypnotisieren lassen möchte, um mehr zu erfahren.

Wenn das Vertrauen aufgebaut, alles erschöpfend geklärt ist und wir alle Fragen zur Hypnose beantwortet haben, stellen wir die Frage, ob unser Klient die Hypnose wirklich möchte.

Einleitung der hypnotischen Trance

Zu Beginn der Hypnosebehandlung bitten wir unseren Klienten, alle Metallgegenstände abzulegen, soweit sie nicht zu seinem System gehören, also nicht ständig getragen werden. Uhren, Gürtel, Ketten und Ringe sollten also abgelegt werden, wobei zum Beispiel ein Ehering, sofern er ständig getragen wird, nicht abgenommen werden muss. Wir selbst machen das Gleiche. Dann bitten wir unseren Klienten auf eine Behandlungsliege, sorgen dafür, dass er bequem liegt und decken ihn mit einer Wolldecke zu. In Trance senkt sich nämlich der Blutdruck ab, wodurch dem Klienten kühl werden könnte.

Nun fragen wir ihn nochmals, ob er die Hypnosebehandlung wirklich möchte. Diese, augenscheinlich überflüssige, nochmalige Vergewisserung, die unmittelbar vor der Hypnose erfolgt, kann das Eintreten einer Trance sehr begünstigen. Sollte die Trancetiefe bei der Einleitung nur sehr gering sein, weil er die Kontrolle nicht abgeben kann, so erinnern wir unseren Klienten in dieser Phase daran, dass es sein eigener Wunsch ist, in die Trance zu gelangen und er es sich somit selbst gestatten sollte.

Wir bitten unseren Klienten, für einen Moment seine Augen zu schließen, ruhig zu atmen und sich so zu entspannen. Diesen Moment nutzen wir, um uns der psychoenergetischen Verbindung, die zwischen unserem Klienten, dem psychoenergetischen Feld und uns besteht, bewusst zu werden. Auf diese Weise schwingen wir uns ganz auf unseren Klienten ein und führen so die Hypnose in ständiger, intuitiver Verbindung zu ihm.

Jetzt bitten wir unseren Klienten, seine Augen zu öffnen, um die Trance durch Augenfixation einzuleiten. Wir führen unsere Hand etwa 30 Zentimeter über seine Augen, wobei wir mit dem Daumen und den beiden angrenzenden Fingern einen Schnittpunkt bilden. Wir fragen unseren Klienten, ob er diesen Schnittpunkt zwischen unseren 3 Fingern gut erkennen kann und bitten ihn, diesem mit seinen Augen zu folgen.

Während wir die Hand ruhig und gleichmäßig horizontal von links nach rechts und wieder zurück bewegen, beobachten wir genau seine Augenbewegungen und führen die Hand so, dass die Augen additiv zu den horizontalen Bewegungen leicht nach oben in Richtung Stirn geführt werden. Jetzt wird es sehr anstrengend, dem Punkt zu folgen, was man schon daran erkennt, dass der Klient beginnt, mit den Augen zu blinzeln.

Während wir die Bewegungen weiterführen, kündigen wir an, dass wir nun von „3" bis „1" herunterzählen werden und dass er in dem Moment, in dem wir bei „1" seine Stirn berühren, sofort in eine tiefe, angenehme Entspannung gleiten wird. Sobald wir dann bei „1" ganz leicht die Stirn berühren, schließt der Klient seine Augen, wobei ein leichtes Zucken der Augenlider zu sehen ist, zumeist begleitet von Schluckreflexen und Bauchgluckern.

Nun beginnen wir den Rapport der Hypnose aufzubauen, indem wir unserem Klienten in kurzen, gefühlvoll gesprochenen Suggestionen die „Spielregeln" der Hypnose erklären. Der Rapport ist immens wichtig, da er die Verbindung zwischen dem Unterbewusstsein unseres Klienten und uns während der Hypnose sicherstellt.

Der Klient befindet sich jetzt bereits in einer leichten Trance. Er ist erhöht aufmerksam, aber seine Kritikfähigkeit ist verringert. Gedanklich hinterfragt er unsere Worte nicht und nimmt jedes einzelne als Suggestion an, wobei die Trance weiter vertieft wird.

Wir suggerieren ihm, dass er sich während seiner Hypnose nur von unserer Stimme leiten lässt und dass ihm alle anderen Geräusche vollkommen gleichgültig sind. Hierbei sollen ihn jedes unserer Worte und auch jedes andere Geräusch immer tiefer in die Trance gleiten lassen.

Unmittelbar danach suggerieren wir ihm, dass er in dem Moment, in dem wir das Wort, das er uns als positive Ressource benannt hat, aussprechen, sofort in dem angenehmen Gefühl ist, das dieses Wort bei ihm auslöst. Somit ist an dieser Stelle bereits ein hohes Maß an Sicherheit hergestellt, da unser Klient notfalls mit einem einzigen Wort aus einer schmerzhaften Emotion in ein Glücksgefühl gebracht werden kann.

Um die Sicherheit noch zu erhöhen, suggerieren wir weiter, dass er zu jedem Zeitpunkt dieser Hypnose die deutsche Sprache versteht und alle seine Antworten auf unsere Fragen nur in der deutschen Sprache gibt, und zwar so, wie wir sie heute sprechen. Es kann nämlich durchaus vorkommen, dass ein Klient in der Trance eine Situation durchlebt, in der er sich in einer uns unverständlichen Sprache ausdrückt.

Wenn er von sich aus eine solche Sprache spricht, so ist das hoch interessant und daher durchaus erwünscht. Durch die Anweisung, dass er die deutsche Sprache in ihrer heutigen Form versteht und uns auf alle unsere Fragen nur in dieser antwortet, wird dies ermöglicht und dennoch ein Rapportverlust wirksam verhindert.

Schließlich tragen wir mit einer weiteren Suggestion dafür Sorge, dass sich die Hypnose sofort auflöst, wenn er unsere Stimme für mehr als 3 Minuten nicht hört oder wahrnimmt. Sollten wir als Hypnosetherapeut also während der Hypnose bewusstlos werden, so wäre unser Klient nach 3 Minuten hellwach. Seine Trance würde sich dann schlagartig auflösen.

Insbesondere zur Vertiefung der Trance ist es hilfreich, 2 Auslöser zu suggerieren, durch welche die Hypnose zum einen unterbrochen und zum anderen wieder vertieft werden kann. Dies nennt man Fraktionierung der Hypnose.

Hierzu suggerieren wir unserem Klienten, dass er jedes Mal, wenn wir ihn während einer Hypnose an der Stirn berühren, noch 10 Mal tiefer in die hypnotische Trance gleitet. Dann berühren wir mit den gefühlvoll ausgesprochenen Worten „tiefer, und tiefer, und tiefer" mehrfach hintereinander leicht seine Stirn. Die Wirkung zeigt sich augenblicklich durch ein intensiveres Zucken der Augenlider.

Nun suggerieren wir unserem Klienten, dass er seine Augen öffnet, wenn wir ihn während dieser Hypnose an seiner rechten Schulter berühren und dass er dann scheinbar wach ist, aber in dem angenehmen Zustand der hypnotischen Trance verbleibt. Natürlich berühren wir die Schulter in diesem Moment nicht.

Der Rapport ist nun vollständig aufgebaut und wir beginnen damit, die Trance weiter zu vertiefen, indem wir suggerieren, dass sich unser Klient umso wohler fühlt, je tiefer er in die Trance gleitet und dass er umso tiefer in die Trance gleitet, je wohler er sich fühlt. In dem veränderten Bewusstseinszustand, in dem er sich nun befindet, sind solche Wortschleifen, die mehrfach wiederholt werden können, zur Vertiefung sehr wirksam.

Wenn jetzt immer noch kein deutliches Lidflattern zu erkennen sein sollte, berühren wir ihn, nachdem wir die Berührung angekündigt haben, leicht an der rechten Schulter. Unser Klient öffnet dann verstört die Augen und wir fragen ihn freundlich, ob alles in Ordnung ist. Er murmelt dann irgendetwas, das „Ja" bedeutet. Er fühlt sich einfach nur gestört und möchte zurück zu seinen inneren Bildern. Wir berühren ihn leicht an der Stirn; er schließt sofort wieder seine Augen und gleitet zurück in seine Trance, nur jetzt viel tiefer als vorher.

Durch die Suggestionen, zwischen denen immer weiter vertieft wurde, sollte sich unser Klient jetzt in einer stabilen, mittleren Trancetiefe befinden, die dadurch gekennzeichnet ist, dass seine Augenlider flattern. Diese Phase, die auch als REM–Phase (Rapid Eye Movement) bezeichnet wird, ist ein sicheres Zeichen dafür, dass eine mittlere Trancetiefe erreicht ist.

In dieser Phase würde unser Klient Wirksuggestionen gut annehmen. Aus unserer Sicht können Wirksuggestionen auch eine sehr gute Lösung für das Problem unseres Klienten darstellen, aber nur dann, wenn tiefe Trancen nicht erreicht werden. Der Nachteil von Wirksuggestionen besteht zum einen darin, dass sie äußerst präzise formuliert und nach allen Seiten geprüft werden müssen, und zum anderen in ihrem überdeckenden Charakter. Das eigentliche Problem wird mit Wirksuggestionen nicht gelöst, sondern nur durch eine entsprechende Anweisung überdeckt, dies allerdings mit dauerhafter Wirkung.

Insofern stellen Wirksuggestionen für uns nur die zweitbeste Lösung dar. Wir bemühen uns immer zuerst darum, die Ursache des Problems zu ermitteln und es durch Verankerungen zu lösen.

Tieftrance – hinein ins psychoenergetische Feld

Zunächst müssen wir die Trance weiter vertiefen. Hierzu suggerieren wir unserem Klienten, dass wir nun gemeinsam mit ihm eine kleine Reise machen, eine Reise in seine Vergangenheit. Um Gefühle von Leichtigkeit, Sicherheit und Geborgenheit hervorzurufen, bagatellisieren wir diese Reise, indem wir von einer kleinen Reise sprechen. Gleichzeitig suggerieren wir, dass unser Klient auf dieser kleinen Reise niemals alleine ist, sondern dass wir ihn während der ganzen Reise begleiten.

Nun beginnen wir ein Bild aufzubauen, kein klares Bild, sondern eines, das unser Klient mit seinen Gefühlen selbst ausfüllen kann. Wir vermeiden unbedingt, das Bewusstsein anzusprechen, sondern bemühen uns vielmehr darum, Bilder aus Gefühlen der Sicherheit, der Geborgenheit und des sich angenommen Fühlens anzuregen. Hierbei nutzen wir jede Gelegenheit, die Trance zu vertiefen.

So suggerieren wir zum Beispiel, dass unser Klient auf ein wunderschönes, hell erleuchtetes Haus zugeht, das Haus seines Lebens, seines gesamten Seins, und dass er mit jedem Schritt 10 Mal tiefer in die hypnotische Trance gleitet. Wie auch immer dieses Haus für unseren Klienten im Zustand der Trance aussehen mag, es ist schön und es ist hell. Dieses Haus ist seine Heimat, sein Ursprung, in dem er sich geborgen fühlt. Unser Klient hat natürlich nicht das Bild eines realen Hauses vor Augen, sondern allenfalls ein verschwommenes Etwas mit viel Gefühl.

Wir suggerieren unserem Klienten weiter, dass er die hell erleuchtete Eingangshalle seines Hauses betritt, in der sich eine wunderschöne Wendeltreppe befindet, die Wendeltreppe seines Lebens, seines gesamten Seins. Er kennt diese Wendeltreppe. Es ist seine Wendeltreppe. Sie ist hell erleuchtet. Sie ist durchflutet vom Licht seines Ursprungs, dem Licht der bedingungslosen, allumfassenden Liebe. Diese Wendeltreppe ist unendlich. Sie ist absolut sicher und das Laufen auf ihr ist völlig mühelos. Jede Stufe dieser Treppe steht für einen Zeitraum seines Lebens, seines gesamten Seins. Ob für eine Minute, eine Sekunde, einen Tag oder ein Jahr, das ist ganz egal.

Wir suggerieren nun, dass wir gemeinsam mit unserem Klienten die Stufe betreten, die für den heutigen Tag steht, heute, den … (Datum) und dass wir, was auch immer während unserer Reise geschehen mag, am Ende unserer Reise wieder auf dieser Stufe des heutigen Tages stehen werden, in vollständiger Gesundheit an Körper, Geist und Seele.

In der Trancetiefe, in der sich unser Klient jetzt befindet, ist er vollkommen unkritisch. In diesem Zustand stört ihn weder die Tatsache, dass es keine unendliche Wendeltreppe gibt, noch kommt ihm der Gedanke, dass die Stufen verschieden groß sein müssen, da sie schließlich für unterschiedliche Zeiträume stehen. Der Gedanke, dass er auf der Treppe unweigerlich auf die Nase fallen würde, kommt ihm nicht, da er jetzt überhaupt nicht mehr denkt.

Er befindet sich nun im Anfangsstadium einer Tieftrance, was am heftigen Flattern der Augenlider und den zuckenden Bewegungen der Augen gut zu erkennen ist. In diesem Zustand ist ihm alles vollkommen gleichgültig.

Nun sind wir an dem Punkt angelangt, an dem es darum geht, die Ursache seines Problems, zum Beispiel seiner Krebserkrankung, aufzudecken und hierbei die hypnotische Trance noch weiter zu vertiefen. Wir könnten mit den nächsten Suggestionen direkt nach der Ursache seiner Erkrankung fragen. In aller Regel ist es allerdings so, dass die Ursache des Problems nur die Spitze eines Eisbergs von Ursachen darstellt, die sich gegenseitig bedingen und überlagern.

In jedem Fall stellt die Krebserkrankung eine große Belastung des Lebens dar. Um vor dem Hintergrund der möglichen Überlagerung von Ursachen nicht auf eine falsche Fährte zu kommen, hat es sich in der Praxis bewährt, statt nach der Ursache der Erkrankung nach der größten Belastung zu fragen

Also suggerieren wir unserem Klienten nun, dass er in dem Moment, in dem wir sagen „Los", die Treppe gemeinsam mit uns hinunter läuft, und zwar zu der Situation seines Lebens oder seines gesamten Seins, die sein jetziges Leben am meisten belastet. Und wenn er dort angekommen ist, so soll er vor dieser Situation stehen bleiben und uns sagen, dass er angekommen ist.

Wir lassen ihn übrigens deshalb nach einer Situation suchen und nicht nach einem Ereignis, weil diese belastende Situation auch außerhalb seines irdischen Lebens liegen kann, also im psychoenergetischen Feld selbst.

Jetzt geben wir das Kommando „Los". Ein kurzes Zucken, mehr passiert zumeist leider nicht. Jetzt müssen wir unseren Klienten, der das Gefühl vollkommener Gleichgültigkeit und Geborgenheit genießt, ein wenig motivieren, indem wir in einfühlsamem, ruhigem aber bestimmtem Ton eine gewisse Dynamik aufbauen, etwa so: „Und wir laufen und laufen, Runde für Runde, immer schneller und schneller, zu der Situation deines Lebens oder deines gesamten Seins, die dein heutiges Leben am meisten belastet. Mit jeder Runde gleitest du noch 10 Mal tiefer in die angenehme hypnotische Trance, immer tiefer und tiefer, immer tiefer. Wir laufen zu der Situation, die dein heutiges Leben am meisten belastet und wenn du dort angekommen bist, dann bleibst du vor der Situation stehen und sagst mir, dass du angekommen bist." (In dieser Phase ist das mehrfache Wiederholen der Suggestionen erforderlich.)

Wir lassen unserem Klienten ein wenig Zeit, damit er, ohne von uns gestört zu werden, nach der belastenden Situation suchen kann. Während der gesamten Hypnose halten wir ständigen Kontakt zu den Augen unseres Klienten und zudem unsere energetische Verbindung zu ihm konstant aufrecht.

An seinen Augen können wir erkennen, wie tief er in Trance ist und was gerade geschieht. Vor allem aber, fühlen wir mit und lassen uns intuitiv leiten.

Während seiner Suche nach der Ursache seines Problems ist unser Klient durch die Suggestion, dass er mit jeder Runde 10 Mal tiefer in die Trance gleitet, in eine sehr tiefe Trance gelangt. Er befindet sich nun in einem Strudel vollkommener Gelassenheit.

Seine Augenlider flattern und die Augen rollen hinter den geschlossenen Lidern. Dann bleiben sie einen Moment lang stehen, ganz so als schaute sich unser Klient eine Situation an, dann beginnen sie wieder zu rollen. Das Unterbewusstsein sucht nach der belastenden Situation, indem es das psychoenergetische Feld scannt. Hierbei schaut es sich die eine oder andere Situation genauer an.

Wir stören diesen Prozess nicht, achten aber darauf, dass wir keinesfalls länger als 3 Minuten schweigen, da sich ansonsten die Trance sofort auflösen würde, genauso, wie es der Rapport vorgibt.

Zumeist finden unsere Klienten die belastende Situation innerhalb einer Minute. Manche brauchen allerdings etwas länger, weil sie sich einfach dahin treiben lassen. Sie wissen schon, dass sie irgendwo hingehen sollen, aber es interessiert sie einfach nicht. Dann müssen wir sie sanft wieder erinnern und die Aufforderung zur Suche wiederholen: „… zu der Situation deines Lebens oder deines gesamten Seins, die dein heutiges Leben … ".

Es kommt auch vor, dass die Trancetiefe zwischendurch geringer wird und die Suche so nicht mehr funktioniert. Nur nicht aufgeben, das ist die Devise! Mit sanfter Stimme sagen wir dann: „Und Stopp. Jetzt laufen wir deine Wendeltreppe wieder hinauf, Runde für Runde, immer schneller und schneller, und mit jeder Runde gleitest du noch 10 Mal tiefer in die angenehme hypnotische Trance. Und Stopp. Jetzt laufen wir deine Wendeltreppe wieder hinunter, und mit jeder Runde…".

Wenn unser Klient die Treppe ein paarmal rauf und runter gelaufen ist, wird sich hierbei die Trance erfahrungsgemäß so vertiefen, dass der Suchvorgang nach der belastenden Situation wiederholt werden kann.

Spätestens jetzt sollte sich eine Tieftrance eingestellt haben. Das Gesicht unseres Klienten ist nun ganz glatt, ähnlich dem einer Wachsfigur. Die Augen rollen hinter den geschlossenen Lidern oder die Pupillen drehen sich nach oben. Häufig öffnet der Klient auch seine Augen und blickt ausdruckslos zur Decke, ohne jede Pupillenreaktion, ohne jeden Lidschlussreflex. Nach der Aufforderung „Schließe bitte deine Augen", werden diese sofort wieder geschlossen.

Sollte die belastende Situation immer noch nicht gefunden sein, so springen wir einfach dort hin: „Ich zähle jetzt von ‚3' bis ‚1' und bei ‚1' angekommen, stehen wir vor der Situation, die dein Leben am meisten belastet.

‚3' – ‚2' – ‚1'

Nun befindet sich unser Klient vor der Situation, die sein Leben am meisten belastet, vor dem Urgrund seines Problems. Es ist davon auszugehen, dass sich in dieser Situation möglicherweise irgendein Horrorszenario abspielt. Daher ist es immens wichtig, dass er davor steht und nicht direkt in der Situation landet. Zur Sicherheit haben wir immer das Wort vor Augen, das die positive Ressource bildet.

Noch ist unser Klient ruhig. Er befindet sich nun in einer stabilen Tieftrance vor der belastenden Situation. Ohne unsere Aufforderung wird er nicht in die Situation eintauchen. Das gibt uns die Gelegenheit, die nun folgende Vorgehensweise zu erklären:

Wir haben grundsätzlich 2 Möglichkeiten, etwas über die belastende Situation zu erfahren, die wir, je nach Erfordernis, einzeln oder im Wechsel einsetzen. Zum einen können wir konkrete Fragen stellen, wobei wir zumeist aus den Antworten neue Fragen formulieren, und zum anderen können wir uns die Situation schildern lassen, indem wir fragen, was jetzt gerade passiert. Sobald unser Klient die Situation beschreibt, müssen wir ihn immer wieder auffordern, mit seiner Beschreibung fortzufahren: „Und weiter". Hier müssen wir sehr engen Kontakt halten, sonst driftet er ab in seine Gefühlswelt. In seinem erweiterten Bewusstseinszustand empfängt er nämlich die ureigenen, individuellen Informationen und Emotionen seines Seins, ungefiltert und direkt aus dem psychoenergetischen Feld.

Die Antworten unseres Klienten kommen direkt aus seinem Unterbewusstsein, völlig unbeeinflusst vom präfrontalen Cortex. Demzufolge kommen sie abgehackt, zumeist sehr emotional und entsprechend dem Zeitalter, in der die Situation stattfindet.

Sollten die Emotionen hierbei so extrem werden, dass der Klient sichtbar verkrampft und Atemprobleme bekommt, was äußerst selten ist, so wenden wir sofort die positive Ressource an, das Wort, das wir während der gesamten Hypnose sichtbar auf dem Erfassungsbogen vor Augen haben. Innerhalb von Bruchteilen von Sekunden ist unser Klient dann in einer sehr angenehmen Emotion, in der wir ihm dann kurz die Möglichkeit geben, sich zu erholen und in seinem Glücksgefühl zu schwelgen.

Nach etwa einer Minute fordern wir ihn freundlich auf, mit uns zurück auf die Wendeltreppe zu gehen. Von dort aus gehen wir mit ihm in ein Kino, in dem nur 2 bequeme Sessel stehen. Wir setzten uns nebeneinander in die Sessel und schauen uns die so sehr belastende Situation als Film an. Wenn unser Klient nun fortfährt, die Situation zu schildern, so geschieht dies immer noch sehr emotional, aber dennoch bedeutend ruhiger als bei der direkten Art des Durchlebens.

Die hier geschilderte, indirekte Art kommt aber ganz selten vor, höchstens bei einer von 100 Hypnosen.

In den allermeisten Fällen wird die belastende Situation also direkt durchlebt, was allerdings fast immer mit starken Emotionen einhergeht. Werden diese sehr stark, so führen wir unseren Klienten schneller durch die Situation, indem wir ihn in kurzen Abständen auffordern, in der Zeit weiterzugehen: „Und weiter, und weiter, …"

Beim Durchleben dieser belastenden Situation, die ursächlich ist für das heutige Problem unseres Klienten, kommt es primär darauf an, eine ganz bestimmte, einzigartige Emotion zu durchleben. Auch wenn wir als Hypnosetherapeuten nur Bruchstücke dieser Situation selbst erkennen können, so ist die Emotion als solche ausgesprochen wichtig für die anschließende Aufarbeitung. Genaue Details interessieren uns hierbei nicht, schon gar nicht, wenn es sich um eine Vergewaltigung oder ähnliches handelt. Dagegen können Jahreszahlen oder Ortsbezeichnungen für unseren Klienten von Interesse sein, sodass wir nach solchen unwichtigen Details auch fragen können, aber nur, wenn die Hypnose problemlos abläuft.

Wenn wir nach der Situation suchen, die das Leben unseres Klienten am meisten belastet, so wissen wir nicht, wohin uns diese Reise führen wird. Wir können also mit unseren Klienten in Situationen gelangen, die vor kurzem stattgefunden haben, in die Kindheit, die frühe Kindheit, die pränatale Phase, in ein früheres Leben oder auch in eine Situation, die außerhalb von Materie, Raum und Zeit im psychoenergetischen Feld liegt. Kurz gesagt: Wir können überall landen, nur nicht in der Zukunft.

Als kreative, bewusste Wesen sind wir aktiver Teil der Schöpfung. So können und dürfen wir in jeder Sekunde unseres Lebens neue Entscheidungen treffen und alte über Bord werfen. Auf diese Weise erschaffen wir unsere Zukunft in jeder Sekunde der Gegenwart neu. Würden wir also während einer Hypnose in die Zukunft gelangen, so wäre diese unbestimmt.

Wohin und in welche Dimension auch immer unser Klient uns führt, es geht immer einzig und allein darum, die Emotion unseres Klienten in der belastenden Situation aufzunehmen. Keinesfalls werden wir in dieser Phase versuchen, irgendwelche Änderungen zu suggerieren. Das wäre fatal! Die Informationen und Emotionen, die das Unterbewusstsein unseres Klienten nun aus dem psycho-energetischen Feld abruft, sind unvergänglicher Teil dieses Feldes und nicht änderbar! Wir sind in dieser Phase der Hypnose ausschließlich passive Beobachter!!!

Nachdem wir uns jetzt die Vorgehensweise in dieser Phase der Hypnose vergegenwärtigt haben, führen wir unseren Klienten sehr verantwortungsvoll und behutsam an die Informationen und Emotionen heran, die das psychoenergetische Feld für ihn ganz persönlich bereithält.

Informationen und Emotionen in Tieftrance

Ruhig sprechen wir unserem Klienten, der sich in Tieftrance befindet, an und fordern ihn auf, in die belastende Situation hinein zu gehen. Er wird zunehmend unruhiger und beginnt zu zittern. „Was fühlst du?" Gequält und leise kommt die Antwort: *„Habe Angst."* Sofort greifen wir die Antwort auf: „Wovor hast du Angst?" *„Da sind Männer"* „Was machen die Männer?" *„Die suchen mich."* Die Emotionen nehmen zu und unser Klient zittert am ganzen Körper, aber weiter: „Warum suchen die Männer nach dir?" *„Bin weggelaufen."* „Bist du ein Mann oder eine Frau, ein Junge oder ein Mädchen?" *„Eine Frau.",* kommt bibbernd die Antwort. „Wo bist du?" *„Im Wald."* „Was machst du im Wald?" *„Ich verstecke mich."* „Vor wem versteckst du dich?" *„Vor den Männern."* „Hast du einen Namen?" *„Weiß nicht.",* kommt die Antwort mit lauter, inzwischen fast panischer Stimme. „Wie nennt man dich?" *„Mecht."* „Und was passiert jetzt?" *„Sie haben mich gesehen."* „Und weiter." Jetzt beginnt unser Klient vor Angst zu beben. *„Sie kommen."* „Und weiter." *„Sie haben mich."* „Und weiter." *„Sie fassen mich überall an.",* kommt die Antwort jetzt voller Panik, mit verzerrtem Gesicht und unter Tränen. „Und weiter, weiter, weiter, noch weiter, was passiert jetzt?" *„Ich sterbe."* „Und weiter." *„Ich bin tot."* Schlagartig hat sich unser Klient beruhigt. Er lächelt glücklich. *„Ich schwebe."* „Und weiter". *„Da ist ein Licht."* „Was ist das für ein Licht?" *„Weiß nicht, es zieht mich an."*

Unser Klient ist vollkommen ruhig mit einem überglücklichen Gesichtsausdruck. „Und weiter." *„Da sind Menschen in dem Licht, die kenne ich."* „Haben die Menschen einen Körper?" *„Nein."* „Hast Du einen Körper?" *„Nein, jetzt nicht mehr."* „Was geschieht jetzt?" *„Die holen mich ab, die freuen sich, die tanzen."* „Und weiter." *„Es wird heller, immer heller."* „Und weiter." *„Ich werde in das Licht hineingezogen, ich bin im Licht".* „Ist es schön in dem Licht?" *„Ich bin das Licht."* Bei unserem Klienten fließen die Tränen des Glücks und der Rührung. „Genieße!"

Die Trance hat sich zwischenzeitlich noch weiter vertieft und unser Klient strahlt glücklich vor sich hin. Eine Minute wollen wir ihm gönnen, doch dann müssen wir leider weitermachen.

Wir haben jetzt genügend von der Situation aufgenommen. Nun ist es an der Zeit, mit der Aufarbeitung zu beginnen. So sprechen wir unseren Klienten, bei dem immer noch Tränen der Rührung fließen, einfühlsam aber bestimmt an:

„Ich zähle jetzt von „1" bis „3", und bei „3" angekommen, stehen wir auf der Stufe des heutigen Tages, heute, den … (Datum) und nehmen die Erinnerung an diese Situation mit." Nachdem wir akzentuiert von „1" bis „3" gezählt haben, fragen wir unseren Klienten, ob er dort angekommen ist. Wenn er das bestätigt, vergewissern wir uns nochmals: „Wo bist du?" *„Auf der Stufe des heutigen Tages."* „Prima", loben wir.

Heilung im Licht

Unser Klient befindet sich nun vollkommen ruhig in einer stabilen Tieftrance. Seine Augenlider zucken und seine Augen rollen, was trotz der geschlossenen Lider gut zu erkennen ist. Wir haben uns vergewissert, dass er sich mental wieder im Hier und Jetzt befindet (!!!), also können wir mit der Bearbeitung beginnen.

Bis jetzt haben wir Wirksuggestionen nur zum Rapportaufbau verwendet. Hier haben wir allerdings peinlich genau darauf geachtet, dass die Suggestionen nur während dieser Hypnose wirken. So haben wir zum Beispiel suggeriert: „Immer, wenn ich dich während dieser Hypnose an der Stirn berühre, gleitest du sofort 10 Mal tiefer in die angenehme, hypnotische Trance." Sobald die Hypnose zu Ende ist, lösen sich diese Wirksuggestionen auf.

Ganz nebenbei: Stellen Sie sich bitte einmal vor, wir hätten vergessen, diese Suggestionen ausschließlich auf die Situation der Hypnose zu beziehen. Dann hätten wir wohl suggeriert: „Immer, wenn ich dich an der Stirn berühre…" Das wäre ein fataler Fehler gewesen. Hier zeigt sich der große Nachteil von Wirksuggestionen. Ein Flüchtigkeitsfehler kann verheerende Folgen haben.

Jedenfalls haben wir nur den Rapport aufgebaut, dessen Wirkung sich mit der Hypnose auflöst. Ansonsten haben wir nur Fragen gestellt und zur Schilderung aufgefordert. Und mit Fragen richten wir keinen Schaden an.

Dieses Prinzip behalten wir auch bei der folgenden Bearbeitung strikt bei. Wir stellen Fragen, die unser Klient aus seinem Unterbewusstsein heraus beantwortet. Ist die Antwort dann geeignet, eines der Ziele, die unser Klient mit seiner Hypnose realisieren möchte, zu erreichen, so fragen wir das Unterbewusstsein, ob es seine eigene Antwort als Erkenntnis für sich annehmen kann.

Doch Vorsicht, weder interpretiert das Unterbewusstsein, noch wertet es. Wenn wir fragen, ob es seine eigene Antwort für sich annehmen kann, und es kommt ein „Ja", so ist lediglich die Bereitschaft vorhanden, die Erkenntnis anzunehmen, nicht mehr und nicht weniger.

Deshalb fordern wir das Unterbewusstsein auf, die selbst gewonnene Erkenntnis für sich anzunehmen. Von sich aus wird das Unterbewusstsein die Annahme dieser Erkenntnis allerdings nicht bestätigen. Also machen wir eine kleine Pause (P) von etwa 5 bis 10 Sekunden, damit es die Erkenntnis fest annehmen kann und fragen dann nochmals nach, ob es die zuvor selbst gewonnene Erkenntnis für sich angenommen hat. Kommt dann wieder ein „Ja", so lassen wir uns diese Antwort noch 2 weitere Male vom Unterbewusstsein bestätigen. Verankern nennen wir das. Diese dreimalige Verankerung ist von exorbitanter Wichtigkeit. Schließlich fragen wir am Ende der Hypnose noch einmal kreuz und quer nach, um so nochmals zu überprüfen, ob die Verankerungen angenommen wurden und wirksam sind.

Wir sind also während der gesamten Bearbeitung vollkommen neutral und geben nichts, was wir selbst vielleicht für gut und richtig halten, mit in die Hypnose hinein, denn das wäre ein Übergriff. Wir sind nur der Vermittler zwischen dem Feld und dem Unterbewusstsein: Neutral, energetisch verbunden, gefühlvoll und logisch.

Jetzt werfen wir noch einen kurzen Blick auf die Punkte, die uns unser Klient im Vorgespräch als seine Ziele benannt hat:

Die Heilung seiner Krebserkrankung steht hierbei natürlich im Vordergrund. Hierzu haben wir uns die Punkte „Selbstheilungskräfte" und „Gesundheit" notiert. Weiterhin stellte sich heraus, dass sich unser Klient selbst die Schuld an mehreren Zerwürfnissen gibt, unter der er seit vielen Jahren leidet. Nicht zuletzt fühlt er sich oft sehr einsam und allein. Hierzu haben wir uns die Punkte „Schuld", „Vergebung" und „Alleinsein" notiert.

Gefühlvoll, und akzentuiert sprechen wir ihn an: „Ist es so, dass dieses Erlebnis in einem früheren Leben stattgefunden hat?" Nach einem kurzen Moment, in dem die Augen unter den geschlossenen Lidern eine Bewegung des Scannens machten, hören wir ein gehauchtes *„Ja."* „Sprich bitte etwas lauter." *„Ja."*, kommt die prompte Antwort, diesmal deutlich vernehmbar. „Kannst du das für dich annehmen?" *„Ja."* „Dann nimm es jetzt fest für dich an." (?) „Hast du es angenommen?" *„Ja."* „Bestimmt?" *„Ja."* „Ehrlich?" *„Jaaahhh."* „Guuut", loben wir.

„Wenn das Ereignis in einem früheren Leben stattgefunden hat, dann ist es doch für dein jetziges Leben nicht mehr wichtig, oder?" Unser Klient windet sich und rollt unter seinen geschlossenen Lidern mit den Augen. Es kommt keine Antwort und wir setzen nach:

„Das Ereignis aus deinem früheren Leben braucht doch dein heutiges Leben nicht zu belasten. Ist das so?" Der Klient führt einen sichtbaren, inneren Kampf, aber es kommt wieder keine Antwort.

Also nochmal, diesmal anders herum: „Kann ich sagen, dass ein Ereignis, das in einem früheren Leben stattgefunden hat, eine Erfahrung ist?" Überraschend schnell kommt die Antwort: *„Ja."* „Kannst du das für dich annehmen?" *„Ja."* „Dann nimm es jetzt ganz fest für dich an." (P) „Hast du es angenommen?" *„Ja."* „Bestimmt?" *„Ja."* „Ehrlich?" *„Ja."* „Schön"

„Aber, wenn man eine Erfahrung gemacht hat, dann hat man doch etwas gelernt. Ist das so?" *„Ja."* „Und wenn man einmal etwas gelernt hat, dann muss man das doch nicht noch einmal erlernen. Ist das so?" Nach kurzem Zögern kommt die Antwort: *„Ja."* „Kannst du das für dich annehmen?" *„Ja."* „Dann nimm es jetzt ganz fest für dich an." „Hast du es angenommen?" *„Ja."* „Bestimmt?" *„Ja."* „Ehrlich?" *„Ja."* „Guuut".

„Aber, wenn doch eine Erfahrung etwas ist, was man gelernt hat und man etwas, was man gelernt hat, nicht noch einmal erlernen muss, dann kann ich doch auch sagen, dass man eine Erfahrung, die man schon gemacht hat, nicht noch einmal machen muss. Ist das so?" „Mmm, ja," kommt etwas zögerlich die Antwort. „Kannst du das für dich annehmen?" „Ja." „Dann nimm es jetzt ganz fest für dich an." (P) „Hast du es angenommen?" „Ja." „Bestimmt? „Ja." „Ehrlich?" „Ja." „Schön, dann ist es so und nicht anders, denn es ist fest in deinem Unterbewusstsein verankert."

„Aber, dann brauchst du die Erfahrung aus deinem anderen Leben ja in deinem heutigen Leben nicht mehr zu machen." Ist das so?" Überraschend schnell kommt nach kurzem Zucken die Antwort: „Ja."

„Aber, wenn du diese Erfahrung nicht mehr zu machen brauchst, dann ist es doch so, dass dich diese Erfahrung nicht mehr belasten muss. Ist das so?" Wieder folgt ein deutlich sichtbarer, innerer Kampf. Nach längerem Zögern kommt ein gequältes „Ja." „Kannst du das für dich annehmen?" „Ja." „Dann nimm es jetzt ganz fest für dich an." (P) „Hast du es angenommen?" „Ja." „Bestimmt?" „Ja." „Ehrlich?" „Nein", kommt es zögerlich.

Genau deshalb lassen wir eine Erkenntnis 3 Mal verankern. Spätestens bei der dritten Verankerung kann das Unterbewusstsein eine zuvor halbherzig angenommene Verankerung nicht bestätigen.

„Warum kannst du nicht für dich annehmen, dass dich diese Erfahrung nicht mehr belasten muss?" Unser Klient bäumt sich auf und bricht in Tränen aus: *„Ich bin schmutzig."* „Warum bist du schmutzig?" *„Sie fassen mich überall an."*

Jetzt befinden wir uns wohl in einer Sackgasse, also versuchen wir es auf einem anderen Weg und nehmen uns vor, diesen Punkt später noch einmal aufzugreifen.

„Kann ich sagen: Du bist ein liebenswerter, liebender Mensch? Ist das so?" Unser Klient windet sich auf der Liege hin und her, seine Augen rollen. „Ist das so?" Jetzt antwortet er mit einem geseufzten *„Ja."* „Kannst du das für dich annehmen?" Nach einem weiteren Zögern, kommt das ersehnte *„Ja."* „Dann nimm es jetzt ganz fest für dich an." (P) „Hast du es angenommen?" *„Ja."* „Bestimmt?" *„Ja."* „Hast du wirklich für dich ganz fest angenommen, dass du ein liebenswerter, liebender Mensch bist?" *„Ja."* „Dann ist es so und nicht anders. Es ist ganz tief in deinem Unterbewusstsein verankert."

„Wenn du doch ein liebenswerter, liebender Mensch bist, dann steht Dir doch auch alles zu, zu deinem höchsten Wohl und somit zum höchsten Wohle aller. Ist das so?" Nach kurzem Zögern kommt ein gehauchtes *„Ja."* „Kannst du das für dich annehmen?" *„Ja."* „Dann nimm es jetzt ganz fest für dich an." (P) „Hast du es angenommen?" *„Ja."* „Bestimmt? *„Ja."* „Ehrlich?" *„Ja."* „Guuut, dann ist es fest in deinem Unterbewusstsein verankert."

„Ist es so, dass dein Körper über Selbstheilungskräfte verfügt?" *„Ja,"* kommt blitzschnell die Antwort. „Kannst du das für dich annehmen?" *„Ja."* „Dann nimm es jetzt ganz fest für dich an." (P) „Hast du es angenommen?" *„Ja."* „Bestimmt?" *„Ja."* „Ganz bestimmt?" *„Ja."* „Prima".

„Aber, wenn dein Körper doch über Selbstheilungskräfte verfügt, dann kann er sich doch auch jederzeit selbst heilen. Ist das so?" *„Ja."* „Kannst du das für dich annehmen?" *„Ja."* „Dann nimm es jetzt ganz fest für dich an." (P) „Hast du es angenommen?" *„Ja."* „Bestimmt?" „Ja". „Ganz bestimmt?" *„Ja."* „Guuut".

„Du bist ja ein liebenswerter, liebender Mensch, dem alles zusteht, zu deinem höchsten Wohl und somit zum höchsten Wohle aller. Aber, wenn dir doch alles zusteht, dann steht dir doch auch die vollständige Gesundheit zu. Ist das so?" *„Ja."* „Kannst du die vollständige Gesundheit jetzt ganz fest für dich annehmen?" *„Nein."* Die Antwort kommt blitzschnell.

„Warum kannst du die vollständige Gesundheit nicht für dich annehmen?" *„Ich bin es nicht wert."*

„Warum bist du es nicht wert?" Die Antwort kommt mit einem verzweifelten Schluchzen: *„Ich bin schmutzig."*

Jetzt sind wir wieder in einer Sackgasse gelandet, aber wir geben nicht auf. Nun gehen wir einen anderen Weg.

„Bist du energetisch verbunden mit dem Licht deines Ursprungs, dem Licht deines gesamten Seins?" *„Ja klar."*

Diese Antwort kommt blitzschnell mit einem prustenden Lacher, ganz so, als wäre selbst das Unterbewusstsein darüber verwundert, dass man nach so etwas Selbstverständlichem fragen kann.

„Ist in dem Licht, mit dem du verbunden bist, alles enthalten, zu deinem höchsten Wohl und somit zum höchsten Wohle aller?" *„Ja klar,"* wieder mit prustendem Lachen.

„Aber, wenn in diesem Licht doch alles enthalten ist, dann ist doch auch die vollständige Gesundheit darin enthalten. Ist das so?" *„Ja klar,"* kommt es verständnislos mit prustendem Lachen.

„Aber, wenn in dem Licht doch alles zu deinem höchsten Wohl enthalten ist und auch die vollständige Gesundheit, dann kannst du die vollständige Gesundheit doch jetzt für dich annehmen. Ist das so?" *„Nein,"* antwortet unser Klient schluchzend.

„Warum kannst du die vollständige Gesundheit nicht für dich annehmen?" *„Ich bin schmutzig."*

Schon wieder sind wir in einer Sackgasse, langsam wird die Zeit knapp, aber noch geben wir nicht auf.

„Wirst du bedingungslos geliebt aus dem Licht?" *„Ja klar,"*, kommt sofort die Antwort, völlig verständnislos.

„Kannst du diese bedingungslose Liebe fühlen?" Sofort kommt ein tieftrauriges *„Nein."*

„Warum kannst du diese bedingungslose Liebe nicht fühlen?" *„Ich bin schmutzig."*

Wieder sind wir in einer Sackgasse gelandet, aber noch ist unser Klient in Tieftrance und sehr stabil, also weiter:

„Sind alle Menschen energetisch miteinander verbunden? Ist das so?" *„Ja klar."* Die Antwort kommt mit verständnislosem Grinsen.

„Bist du auch ein Mensch?" *„Ja klar."* „Bin ich auch ein Mensch?" *„Ja klar."*

„Sind alle Menschen mit dem Licht der bedingungslosen Liebe verbunden?" *„Ja klar,"* antwortet unser Klient mit prustendem Lachen.

„Aber, wenn doch alle Menschen energetisch miteinander verbunden sind, dann bin ich doch auch energetisch mit dir verbunden. Ist das so?" *„Ja klar,"* kommt die Antwort wieder mit prustendem Lachen.

„Aber, wenn doch alle Menschen energetisch miteinander verbunden sind und wenn du ein Mensch bist und ich auch ein Mensch bin, dann kann ich doch auch sagen: Du bist ich und ich bin du. Ist das so? Energetisch?" Jetzt beginnen die Augen unseres Klienten wieder zu rollen. Zögerlich antwortet er: *„Ja."* „Kannst du das für dich annehmen?" *„Ja."* „Dann nimm es jetzt ganz fest für dich an." (P) „Hast du es angenommen?" *„Ja."* „Bestimmt?" *„Ja."* „Ganz bestimmt?" *„Ja."* „Guuut".

„Kann ich die bedingungslose Liebe fühlen? Ist das so?" *„Ja klar."*

„Aber, wenn ich doch diese Liebe fühlen kann und ich bin du und du bist ich, dann kannst du das doch auch. Ist das so?" Die Augen beginnen wieder heftig unter den geschlossenen Lidern zu rollen. „Ist das so?" Unser Klient wird unruhig und windet sich auf der Liege hin und her. „Ist das so?" *„Jaaaa,"* kommt schluchzend die Antwort. „Kannst du das für dich annehmen?" *„Ja."* „Dann nimm es jetzt ganz fest für dich an." (P) „Hast du es angenommen?" *„Ja."* „Bestimmt?" *„Ja."* „Ehrlich?" *„Ja."* „Gut".

„Füüühhhle diese Liebe. Lass sie fließen, bis in die kleinste Zelle deines Körpers, einfach fließen lassen."

Wir lassen unserem Klienten nun ein wenig Zeit. Er rollt mit den Augen, wobei die Tränen zu fließen beginnen. Immer mehr spannt er sich an und verkrampft. Dann stößt er einen lauten, befreienden Schluchzer aus und weint bitterlich. Wir sind auch vollkommen ergriffen und lassen ihm Zeit, die Gefühle der Liebe und des Angenommen Seins förmlich in sich aufzusaugen. Als er sich ein wenig beruhigt hat, machen wir weiter.

„Ist dein Körper nun vollständig erfüllt mit dem Licht der bedingungslosen Liebe, bis in die allerkleinste Zelle?" Es kommt sofort ein *„Ja."* in vollkommener Erleichterung.

„Dann lass die Liebe weiterfließen in deinen Geist und deine Seele." Unser Klient genießt. Die Tränen fließen.

„Ist die Liebe, die du fühlst, vollkommen bedingungslos?" „*Ja klar,*" kommt die Antwort sofort mit prustendem
Lachen.

„Ist es also so, dass man keine einzige Voraussetzung
erfüllen muss, um in dieser Liebe zu sein und sie zu fühlen?" „*Nein, keine einzige,*" kommt die Antwort wieder
mit prustendem Lachen und zunehmend verständnislos.
„Kannst du das für dich annehmen?" „*Das brauche ich nicht
anzunehmen, das weiß ich.*" „Guuut."

„Aber, wenn man keine Voraussetzung erfüllen muss,
um in dieser Liebe zu sein, dann darfst du doch auch
schmutzig sein, oder?" „*Ja.*" „Kannst du das für dich annehmen?" „*Ja.*" „Dann nimm es jetzt ganz fest für dich an."
(P) „Hast du es angenommen?" „*Ja.*" „Bestimmt?" „*Ja.*"
„Ehrlich?" „*Ja.*" „Schön".

„Bist du jetzt vollkommen erfüllt vom Licht der bedingungslosen Liebe?" „*Ja.*" schluckt unser Klient.

„Aber wenn du doch vollständig erfüllt bist vom Licht
der bedingungslosen Liebe, kannst du dann schmutzig
sein?" Jetzt beginnen die Augen unseres Klienten wieder
zu rollen. Zögerlich antwortet er: „*Nein.*" „Kannst du das
für dich annehmen?" „*Ja.*" „Dann nimm es jetzt ganz fest
für dich an." (P) „Hast du es angenommen?" „*Ja.*" „Bestimmt?" „*Ja.*" „Ganz bestimmt?" „*Jaahaa.*" „Guuut".

„Aber, dann braucht das Ereignis aus deinem früheren Leben doch dein heutiges Leben nicht zu belasten. Ist das so?" *„Ja."* „Kannst du das für dich annehmen?" *„Ja."* „Dann nimm es jetzt ganz fest für dich an." (P) „Hast du es angenommen?" *„Ja."* „Bestimmt?" *„Ja."* „Ehrlich?" *„Ja."* „Guuut".

„In dem Licht das dich erfüllt, ist ja alles enthalten zu deinem höchsten Wohl und somit zum höchsten Wohle aller, denn du bist ja ein liebenswerter, liebender Mensch. Ist das so?" *„Jahaaa,"* kommt schluchzend die Antwort.

„Wenn doch in diesem Licht alles enthalten ist, dann ist doch auch deine vollständige Gesundheit darin enthalten. Ist das so?" *„Ja klar,"* kommt die Antwort verständnislos.

„Dann kannst du die vollständige Gesundheit doch jetzt für dich annehmen. Ist das so?" *„Jaahaa."* „Dann nimm deine vollständige Gesundheit jetzt ganz fest für dich an." (P) „Hast du sie angenommen?" *„Ja."* „Bestimmt?" *„Ja."* „Hast du deine vollständige Gesundheit wirklich ganz fest für dich angenommen?" *„Ja."* „Guhut".

„Und du hast doch auch Selbstheilungskräfte in dir, die deinen Körper vollständig heilen können? Ist das so?" *„Jaahaa".* „Dann lass deine Selbstheilungskräfte jetzt fließen, bis in die allerkleinste Zelle deines gesamten Körpers. Lass sie deinen Körper heilen, sodass er vollständig gesund ist und gesund bleibt." (Präsens)

Unser Klient wird zunehmend unruhig. Er beginnt zu zittern und zu beben. „Einfach fließen lassen, bis in die kleinste Zelle deines Körpers." Er verkrampft und bäumt sich auf, wobei er gurgelnde Geräusche von sich gibt, als müsse er sich übergeben. „Lass die Selbstheilungskräfte einfach weiter fließen, bis in die allerkleinste Zelle, einfach fließen lassen." Er verkrampft noch mehr und ringt nach Luft. „Einfach fließen lassen, immer weiter, immer weiter."

Nach einem langgezogenen, lauten und gutturalen Stöhnen sinkt unser Klient auf die Liege zurück. Jetzt atmet er ruhiger, tiefer und befreiter. „Lass die Selbstheilungskräfte einfach weiter fließen, so lange, bis dein gesamter Körper ausgefüllt ist, bis in die allerkleinste Zelle. Einfach fließen lassen." Das Gesicht unseres Klienten wirkt zunehmend entspannt, zwar immer noch glatt, aber das kommt von der Tieftrance. Er atmet ruhig und gleichmäßig, wobei alle Anspannung von seinem gesamten Körper abgefallen ist. Lächelnd, wirkt er ganz ruhig und entspannt. „Ist dein gesamter Körper nun ausgefüllt mit deinen Selbstheilungskräften, bis in die allerkleinste Zelle?" „Ja." antwortet er in völliger Entspannung. „Guuut, dann lass deine Selbstheilungskräfte weiter fließen, in deinen Geist und deine Seele, einfach fließen lassen." Jetzt geben wir ihm eine Minute Zeit zum Genießen.

„Sind dein gesamter Körper und auch dein Geist und deine Seele vollkommen erfüllt von deinen Selbstheilungskräften?" „Jaha," unser Klient lächelt glücklich.

„Bewirken deine Selbstheilungskräfte deine Heilung, sodass deine vollständige Gesundheit hergestellt ist?" *„Ja."* Kannst du das für dich annehmen?" *„Das brauche ich nicht anzunehmen."* „Warum brauchst du das nicht anzunehmen?" *„Das weiß ich."* Guuut". (Präsens, nicht Futur!)

Jetzt haken wir die Punkte „Gesundheit" und „Selbstheilungskräfte" ab und beschäftigen uns noch kurz mit den Verankerungen der weiteren Punkte, bei denen unser Klient Veränderungen erzielen möchte:

„Wenn doch alle Menschen energetisch miteinander verbunden sind, kannst du dann jemals wirklich alleine sein?" *„Nein."* „Kannst du das für dich annehmen?" *„Ja klar."* „Dann nimm das jetzt ganz fest für dich an." (P) „Hast du es angenommen?" *„Ja."* „Bestimmt?" *„Ja."* „Ehrlich?" *„Ja."*

„Die Liebe, über die alle Menschen mit dem Licht verbunden sind, ist doch bedingungslos. Ist das so?" *„Ja."* „Kann es dann Schuld geben?" *„Nein."*

„Wenn es doch keine Schuld gibt, dann hast du doch auch keine Schuld, ist das so?" *„Ja."* „Kannst du das für dich annehmen?" *„Ja."* „Dann nimm das jetzt ganz fest für dich an." (P) „Hast du es angenommen?" *„Ja."* „Bestimmt?" *„Ja."* „Ehrlich?" *„Ja."*

„Gibt es dann irgendetwas, was du zu vergeben hättest oder was dir von jemand anderem zu vergeben wäre?" „*Nein.*" „Kannst du das für dich annehmen?" „*Ja.*"„Dann nimm das jetzt ganz fest für dich an." (P) „Hast du es angenommen?" „*Ja.*" „Bestimmt?" „*Ja.*" „Ehrlich?" „*Ja.*"

Damit hat unser Klient alle Veränderungen, die er erzielen möchte, tief in seinem Unterbewusstsein verankert. Es ist nun höchste Zeit, die Hypnose zu beenden. Vorher wollen wir ihm aber noch eine Minute gönnen, in der er die Liebe, für deren Wahrnehmung er sich während der Hypnose geöffnet hat, in seiner Tieftrance genießen kann. Also suggerieren wir: „Du kannst doch die bedingungslose Liebe aus dem Licht jetzt wahrnehmen, ist das so?" „*Ja klar.*" „Fühle diese Liebe". Sofort fühlt unser Klient seine Verbindung mit dem Licht der Liebe und ist tief berührt.

Es ist nun an der Zeit, die Hypnose abzuschließen. Wir wissen, dass sich unser Klient in einem Zustand befindet, in dem das Gehirn seit einer Stunde Höchstleistungen vollbringt. Sein Puls und sein Blutdruck dürften sich weit abgesenkt haben und emotional ist er gerade in einem Gefühl der absoluten Verbindung mit seinem Ursprung.

Er möchte vermutlich nur eines, nämlich in Ruhe gelassen werden. Wenn er darüber nachdächte, was in seinem derzeitigen Zustand bestimmt nicht der Fall ist, so würde er seinen Zustand der erweiterten Wahrnehmung keineswegs verlassen wollen. Also müssen wir sanft, aber bestimmt vorgehen.

Wir suggerieren: „Ich zähle nun von ‚1' bis ‚4' und bei ‚4' angekommen, öffnest du deine Augen. Du bist dann hellwach, orientiert und konzentriert im Hier und Jetzt, heute, am (…Datum), in vollständiger Gesundheit an Körper, Geist und Seele.

‚1' Zu jedem Zeitpunkt, an dem du es möchtest, kannst du dich an jedes Detail dieser Hypnose erinnern."

‚2' Puls, Blutdruck und alle deine Körperfunktionen nehmen für dich optimale Werte an." (Pause)

‚3' Du wirst wacher und wacher. (Pause). Vielleicht räkelst du dich ein wenig." (Der Klient bewegt sich)

‚4' Unser Klient öffnet seine Augen. Seine Trance ist vollkommen aufgelöst.

Er könnte sofort von der Liege aufstehen, aber wir lassen ihm jetzt die Ruhe und die Zeit, die er braucht, um das soeben Erlebte nachwirken zu lassen.

Sobald er sich erheben möchte, bieten wir ihm Traubenzucker oder Süßigkeiten und Wasser an.

360 Hypnosen - die Fakten

Das Verfahren

Bei der SOL-Hypnose nutzt der Klient seine ureigenen Ressourcen, die sich ihm im veränderten Bewusstseinszustand einer Tieftrance mit der Wahrnehmung seiner Verbindung zum psychoenergetischen Feld eröffnen, um Selbstheilungsprozesse auszulösen. Hierbei übernimmt der SOL-Hypnosetherapeut die Funktion eines neutralen Vermittlers, indem er das Unterbewusstsein des Klienten im direkten Dialog veranlasst, die hierzu notwendigen Erkenntnisse aus dem psychoenergetischen Feld zu gewinnen und diese dauerhaft anzunehmen. Das Unterbewusstsein führt dann die gewünschten Heilungsprozesse aus, unabhängig von der Art der Erkrankung. Selbstverständlich kann die SOL-Hypnose auch zu Zwecken der Selbstfindung und zum Erlangen individueller spiritueller Erkenntnisse angewendet werden.

Die SOL-Hypnose ist ein auf spiritueller Wahrnehmung in Tieftrance beruhendes Verfahren, dessen Wirkung durch die direkte Interaktion des Klienten mit dem psychoenergetischen Feld ausgelöst wird. Insofern unterscheidet sich die SOL-Hypnose grundsätzlich von jeder Form einer medizinischen oder psychotherapeutischen Behandlung und ersetzt eine solche natürlich auch nicht. Die SOL-Hypnose kann allerdings additiv zu einer medizinischen Behandlung angewendet werden.

Wir sind uns dessen bewusst, dass die Existenz eines alles verbindenden, psychoenergetischen Feldes, das bedingungslose Liebe ausstrahlt, für die meisten Menschen unglaublich klingen muss. Dass dort geistige Wesenheiten leben*, mit denen man im Zustand der Tieftrance sogar sprechen kann, dürfte noch unglaublicher klingen. Und dass dort alle Informationen, Gedanken und Gefühle abgespeichert sein sollen, die jemals kreiert wurden, qualifiziert denjenigen, der so etwas ausspricht, in den Augen vieler Menschen direkt für eine langfristige Behandlung in einer psychotherapeutischen Einrichtung. Schließlich sind wir ja alle in einer von rationalem Denken bestimmten Welt aufgewachsen. Da dieses Feld aber gerade mit der Ratio nicht erfassbar und schon gar nicht messbar ist, wird dessen Existenz von vielen bezweifelt.

Während der Biologe und Physiker Dr. Ulrich Warnke nach langjährigen, wissenschaftlichen Studien in logischer Folge zu den Begriffen der Quantenphilosophie und Spiritualität kommt, wobei er die Existenz eines alles verbindenden Bewusstseinsfeldes, das er als „Meer aller Möglichkeiten" bezeichnet, theoretisch postuliert, so belegen wir die Existenz dieses Feldes, das von uns als „psychoenergetisches Feld" bezeichnet wird, durch die Analyse unserer Hypnosen der Jahre 2009 bis 2015.

Interessanterweise kommen wir in der Praxis genau zu den Ergebnissen, zu denen Ulrich Warnke auf theoretischer Basis auch gelangt.

* leben ist hier unabhängig von der physischen Existenz gemeint

Wir protokollieren jede Hypnose, damit wir, falls es erforderlich sein sollte, diese auch Jahre später nachvollziehen können. Jedes dieser höchst vertraulichen Protokolle befindet sich unter Verschluss in unserer Registratur, zu der kein Dritter Zugang hat. Die Inhalte dieser Protokolle haben wir stichwortartig in anonymisierter Form in einer Tabelle erfasst, um auf diese Weise Gesetzmäßigkeiten zu erkennen, die zur Weiterentwicklung der SOL-Hypnose herangezogen werden können.

So wurden zum Beispiel das Geschlecht, das Alter, der Beruf, die Gründe der Hypnosen, Verankerungen, Wirksuggestionen sowie Trancetiefen, Feedbacks und viele weitere Angaben unserer Klienten erfasst, jedoch selbstverständlich keinerlei personenbezogene Daten.

Diese Auswertung basiert auf 360 Hypnosen, die im Zeitraum von September 2009 bis August 2015 durchgeführt wurden.

Von 100 Klienten sind 70 weiblichen und 30 männlichen Geschlechts.

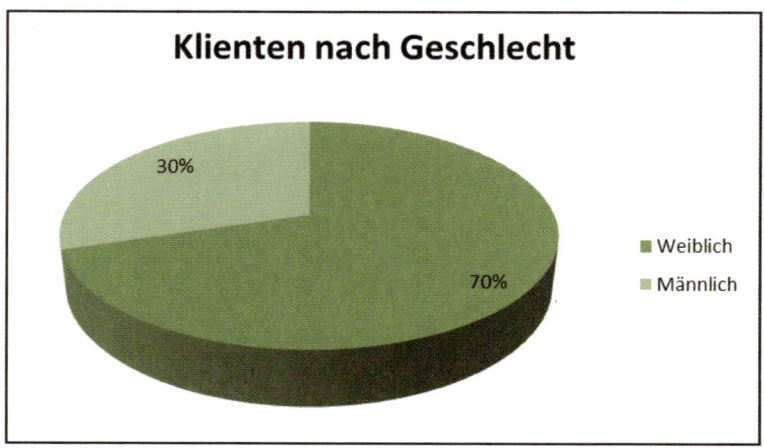

Verteilung Klienten nach Geschlecht

Eine Auswertung nach Berufen würde zu intransparenten Ergebnissen führen, da hier nahezu alle Berufe vertreten sind. So können wir diesbezüglich nur die Aussage treffen, dass ca. 28 Prozent unserer Klienten über einen Hochschulabschluss verfügen und 70 Prozent über eine abgeschlossene Berufsausbildung, während weniger als 2 Prozent angeben, keinen Beruf erlernt zu haben. Bei dieser Betrachtung wurden Schüler und Studenten nicht berücksichtigt.

Die Altersstruktur unserer Klienten geht aus der folgenden Abbildung hervor. Hiernach sind etwa 75 Prozent unserer Klienten im Alter zwischen 30 und 59 Jahren, wobei die Gruppe der 40- bis 49-jährigen mit ca. 37 Prozent die signifikant stärkste ist.

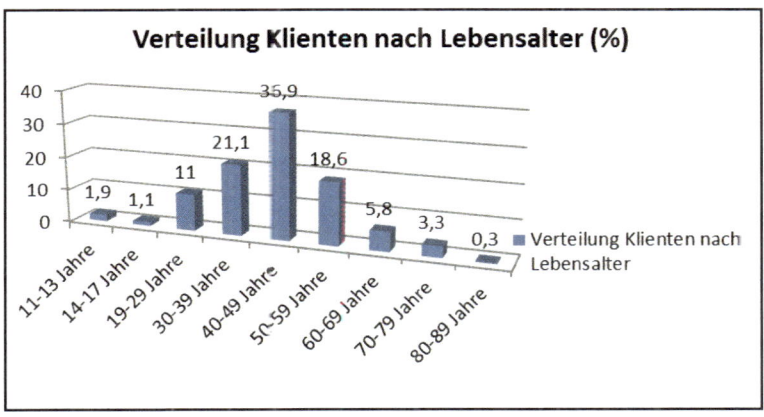

Verteilung Klienten nach Lebensalter

Trancetiefen

Die erreichten Trancetiefen sind an körperlichen Merkmalen erkennbar, die vom Schluckreflex bis hin zu geöffneten Augen ohne Pupillenreaktionen reichen, aber auch an der Art und Weise, in welcher der Klient auf die Fragen des Hypnosetherapeuten antwortet. In der Regel schwankt die Trancetiefe zudem im Verlauf der Hypnose.

Da eine objektive Beurteilung der Trancetiefe während unserer Hypnosen nicht möglich ist, haben wir diese nach unserem subjektiven Eindruck auf einer Skala von 0,0 bis 3,5 eingestuft und protokolliert. Hierbei bedeutet ein Wert von 0,0 bis 1,4 allenfalls eine leichte Trance, während wir den Bereich von 1,5 bis 2,4 als mittlere Trance betrachten, in der zwar ein Dialog mit dem Unterbewusstsein nicht möglich ist, aber zumindest mit Wirksuggestionen gearbeitet werden kann. Den Bereich von 2,5 bis 3,5 haben wir als Tieftrance eingestuft, wobei wir innerhalb dieses Bereiches Trancetiefen von 3,1 bis 3,5 als Tiefsttrance bezeichnen, die wir dann als erreicht ansehen, wenn unser Klient sich selbst als körperloses Licht wahrnimmt und/oder einen Dialog mit geistigen Wesenheiten führt.

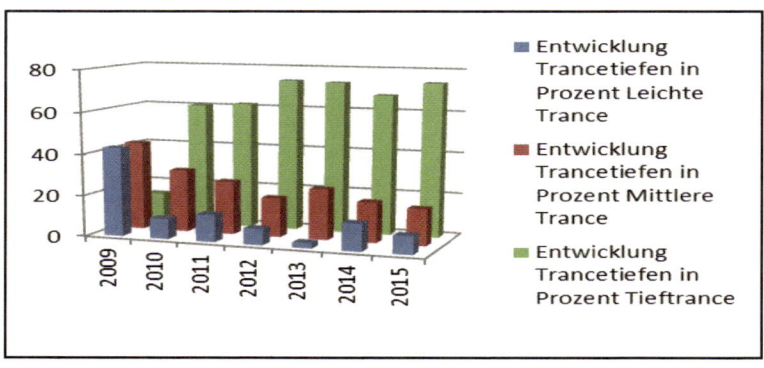

Entwicklung der Trancetiefen von 2009 - 2015

Aus dem Säulendiagramm geht hervor, wie sich der prozentuale Anteil der 3 Trancetiefen während der Jahre 2009 bis 2015 auf alle Hypnosen des jeweiligen Jahres aufteilt. Hieran ist auch die fortschreitende Entwicklung der SOL-Hypnose abzulesen. Während der Anteil der leichten (unwirksamen) Trancen und der mittleren Trancen in 2009 noch zusammen genommen bei ca. 85 Prozent lag, hat sich der Anteil dieser Trancetiefen während der Folgejahre zu Gunsten tiefer Trancen deutlich reduziert.

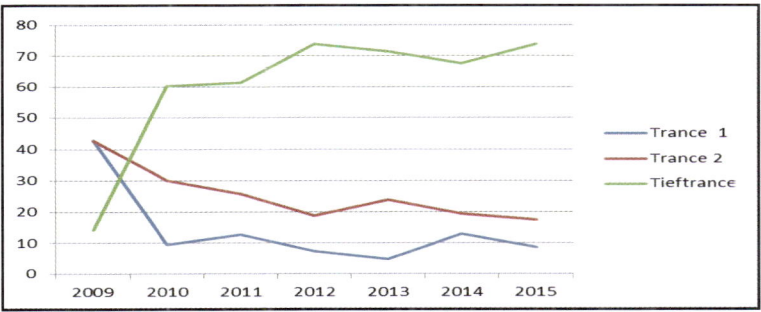

Entwicklung der Trancetiefen von 2009 - 2015

Die Zunahme der Tieftrancen ist auch an dem Liniendiagramm abzulesen. Während der Anteil der Tieftrancen 2009 noch bei ca. 15 Prozent lag, stieg er in 2010 auf 60 Prozent an. Während der Folgejahre hat er sich auf den derzeit aktuellen Wert von ca. 75 Prozent eingependelt.

Auffallend ist, dass alle unsere Klienten, die sich in einer Tieftrance befanden, die gleichen Wahrnehmungen der Verbundenheit mit allem hatten, wie sie im vorhergehenden Kapitel beschrieben ist. Hierbei hatten die meisten dieser Klienten vor ihrer Hypnose keinerlei Bezug zu psychischer Energiearbeit, Meditationen oder zu Themen, die allgemein als „esoterisch" eingestuft werden.

Gründe für Hypnosen

Der Entscheidung, eine Hypnose durchführen zu lassen, ist bei den meisten unserer Klienten ein innerer Kampf vorausgegangen, in dem die Angst vor Kontrollverlust der Hoffnung auf Verbesserung gegenüber stand.

In den meisten Fällen befinden sich unsere Klienten in psychotherapeutischer oder medizinischer Behandlung, wobei viele von sich behaupten, sie seien austherapiert. So sieht der überwiegende Teil unserer Klienten in einer Hypnosebehandlung seine letzte Chance auf Heilung oder Besserung.

Die Ziele unserer Klienten sind so individuell wie jeder Einzelne von ihnen selbst ist. Im nachfolgenden Diagramm haben wir diese individuellen Ziele zu Hauptgründen zusammengefasst, aus denen sich unsere Klienten für die Hypnosebehandlung entschieden haben.

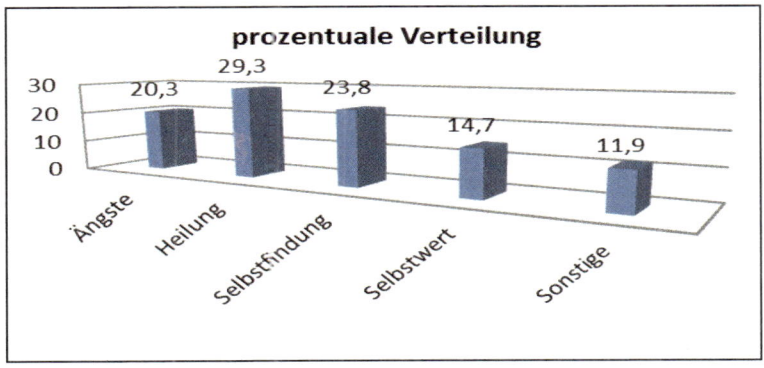

Hauptgründe für eine Hypnosebehandlung

Gerade einmal 2 unserer Klienten kamen in den ganzen Jahren aus reiner Neugier zu uns, während 3 weitere durchaus praktische Gründe hatten: Sie hatten wertvolle, persönliche Gegenstände verlegt und baten um eine forensische Hypnose, um diese wiederzufinden.

Lokalisierung der Ursachen

Während wir die Ursache im Sinne eines Urgrundes für die Erkrankung oder Befindlichkeit, zu deren Heilung die Hypnose durchgeführt wird, bei geringen Trancetiefen meist nicht aufdecken können, ist dies in Tieftrancen in den allermeisten Fällen möglich. Interessant ist, in welchen Formen des Seins dieser Urgrund begründet sein kann und welche Gemeinsamkeiten hier auftreten.

In allen Fällen, in denen ein solcher Urgrund aufgedeckt wird, liegt dieser in einem zumeist traumatischen Ereignis, das im Erwachsenenalter oder der Kindheit, einschließlich der frühen Kindheit und der pränatalen Phase, aufgetreten ist, aber auch in früheren Leben oder im psychoenergetischen Feld selbst.

Aus dem nächsten Diagramm geht hervor, dass die Ursache im Verlauf der untersuchten 360 Hypnosen in 149 Fällen nicht aufgedeckt werden konnte. In 118 Fällen lag sie im jetzigen Leben, in 30 Fällen im psychoenergetischen Feld und in 63 Fällen in einem früheren Leben. Somit lag die Ursache bei 93 Klienten, immerhin jedem vierten, in einem körperlosen Zustand des Seins, den man bewusst vielleicht nicht für möglich halten mag, der sich aber bei den unterschiedlichsten Klienten immer wieder in der Praxis zeigt. Hierzu bringen wir im Folgenden noch Beispiele.

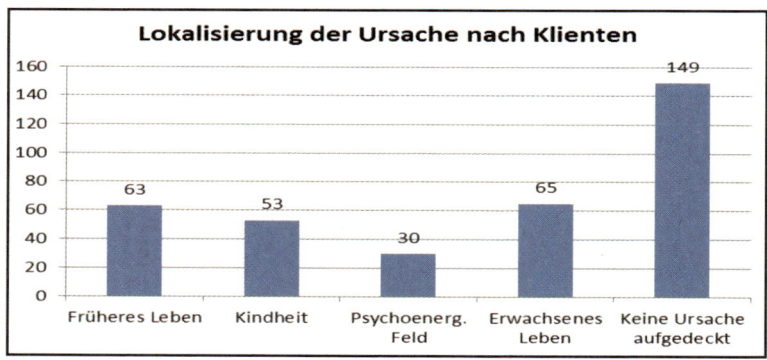

Das nächste Diagramm bildet die gleiche Verteilung ab, jedoch hier als prozentuale Anteile an den untersuchten Hypnosen.

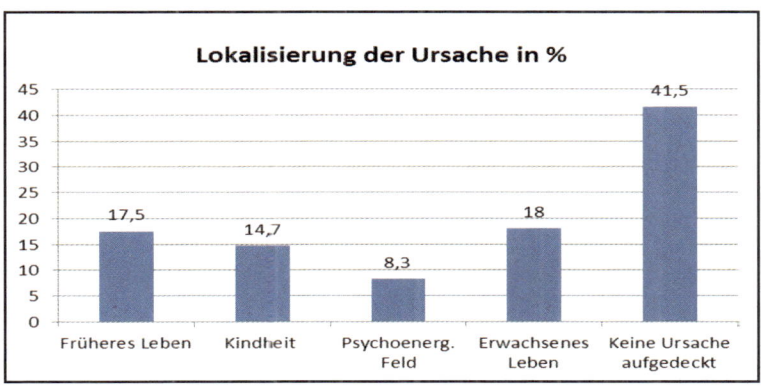

Verankerungen im Unterbewusstsein

Im Verlauf der untersuchten Hypnosen wurden die im nächsten Bild dargestellten Themen bearbeitet und die entsprechenden Antworten im Unterbewusstsein verankert. Im Durchschnitt wurden 10 Verankerungen pro Hypnose erarbeitet. Wenn die Trancetiefe für die direkte Kommunikation mit dem Unterbewusstsein nicht ausreichte oder wenn der Klient es wünschte, haben wir mit zuvor abgesprochenen Wirksuggestionen gearbeitet.

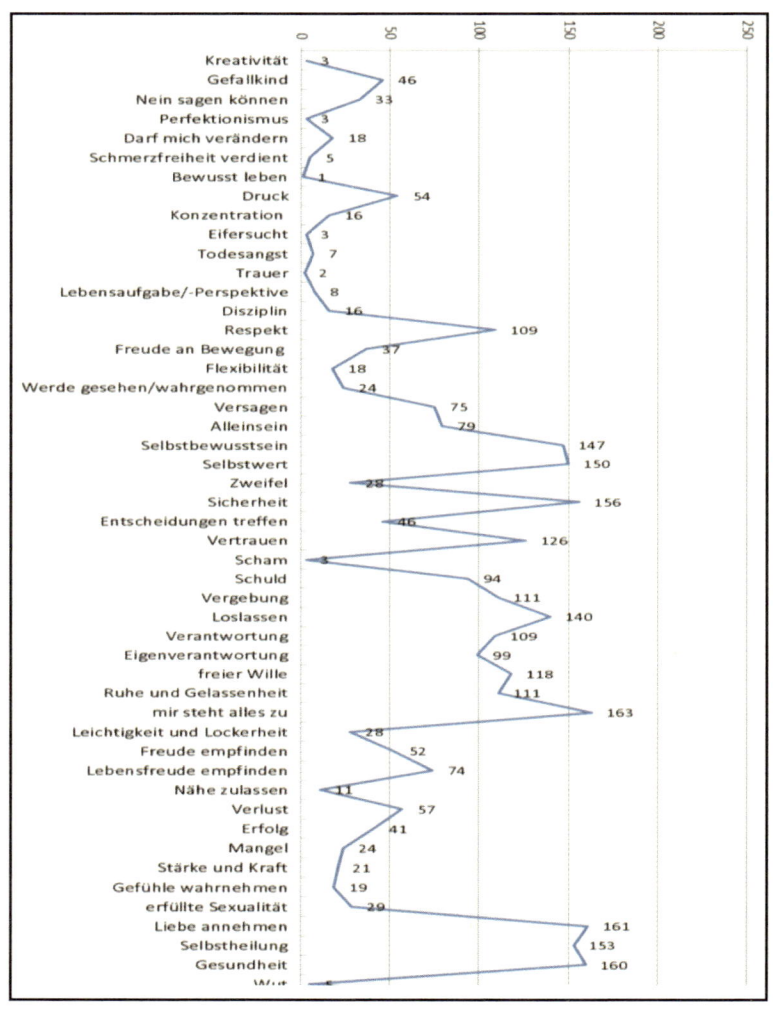

Verankerungen in absoluten Zahlen (insgesamt 3604)

Benötigte Hypnosesitzungen

Der Erfolg einer SOL-Hypnosebehandlung steht und fällt mit der erreichten Trancetiefe. Wird während der ersten Behandlung eine Tieftrance erreicht und werden in dieser alle Punkte abgearbeitet, die gemeinsam mit unserem Klienten im Vorgespräch abgestimmt wurden, so ist in der Regel nur eine einzige Behandlung erforderlich.

Wenn das Unterbewusstsein einmal die entsprechenden Verankerungen vorgenommen hat, so bleiben diese nach unserer Erfahrung dauerhaft wirksam. Eine weitere Behandlung ist zu dem behandelten Themenkreis dann nicht mehr notwendig. Natürlich kommt es vor, dass Klienten, die bei ihrer ersten Hypnose in die Tieftrance gelangt sind, sich einige Jahre später nochmals zu einer Hypnosebehandlung entschließen, dann jedoch wegen völlig anderer Themen.

Sollte eine Tieftrance während der ersten Behandlung nicht erreicht werden, weil unser Klient die Kontrolle nicht abgeben kann, so ist es ratsam, zu einem späteren Zeitpunkt eine weitere Hypnosesitzung durchzuführen. Erfahrungsgemäß werden von Hypnose zu Hypnose tiefere Trancen erreicht. So kommt es vor, dass unser Klient aufgrund der für ihn ungewohnten Situation, bei seiner ersten Hypnose so aufgeregt ist, dass die erforderliche Trancetiefe nicht erreicht wird. Bei der dann folgenden Hypnose ist ihm die Situation schon vertraut, sodass er sich viel leichter in die Trance fallen lassen kann.

Aus der folgenden Grafik geht die prozentuale Verteilung unserer Klienten nach der Anzahl der jeweils durchgeführten Hypnosesitzungen hervor. Hiernach kommen von 100 unserer Klienten 75 mit einer Sitzung aus, während 7 Klienten 2 Sitzungen benötigen und 8 Klienten 3 Sitzungen. Die restlichen 10 Klienten, die 4 und mehr Sitzungen in Anspruch nehmen, verfolgen hiermit zumeist keine therapeutischen Zwecke, sondern genießen die bewusstseinserweiternde und entspannende Wirkung der hypnotischen Trance.

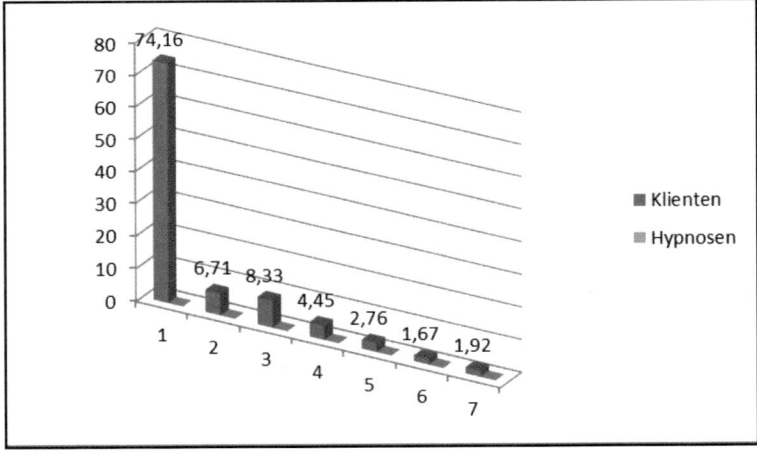

Verteilung Klienten nach Anzahl Hypnosen in Prozent

Erzielte Wirkungen

Die mit den Hypnosebehandlungen erzielten Wirkungen teilen wir auf Basis des Hypnoseverlaufs, des Nachgespräches und den Rückmeldungen unserer Klienten in 4 Gruppen ein.

Hierbei sprechen wir von einem vollen Erfolg, wenn sich unser Klient im Zustand einer sehr tiefen Trance befand, die Ursache seines Problems aufgedeckt und bearbeitet wurde und das Nachgespräch diese Einschätzung bestätigt hat.

Von einem guten Erfolg sprechen wir, wenn die Ursache, zum Beispiel auf Grund schwankender Trancetiefen, die zwischen mittlerer Trance und Tieftrance hin und her pendeln, nicht aufgedeckt werden kann, Verankerungen und Wirksuggestionen jedoch gut angenommen werden.

Den Erfolg der Hypnose schätzen wir als gering ein, wenn die Trancetiefe nicht wesentlich über das Anfangsstadium einer mittleren Trance hinausgeht. In diesem Fall implementieren wir zwar vorher abgestimmte Wirksuggestionen, können uns aber nicht sicher sein, dass diese auch dauerhaft angenommen wurden.

Aus unserer Sicht wird mit der Hypnose kein Erfolg erzielt, wenn die Trancetiefe über einen meditativen Entspannungszustand nicht hinaus geht oder wenn gar keine Trance eintritt.

Das folgende Diagramm zeigt die prozentuale Verteilung der so ermittelten Wirkungen.

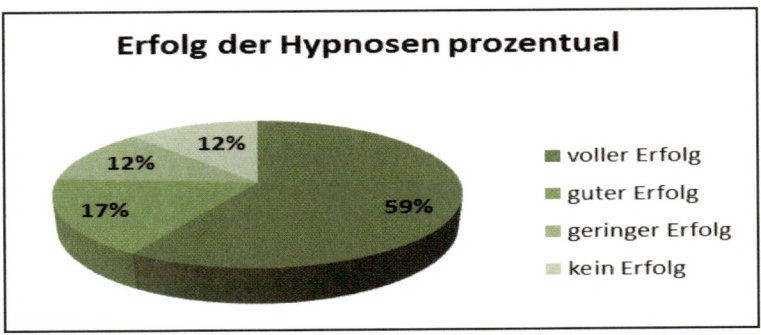

Der tatsächliche Erfolg, oder auch dessen Ausbleiben, kann letztlich nur von unseren Klienten selbst beurteilt werden, und auch das ist vielfach schwierig. So kann, wenn zum Beispiel eine signifikante Verbesserung des Gesundheitszustands nach der Hypnose eintritt, weder seitens des Klienten noch unsererseits festgestellt werden, ob diese Verbesserung durch die medizinische Behandlung oder die Hypnose eingetreten ist. Für die Hypnose spricht hierbei allerdings die Tatsache, dass sich vielfach bei Klienten, die nach eigenem Bekunden aus medizinischer oder psychotherapeutischer Sicht als austherapiert gelten, nach der Hypnose signifikante Heilungserfolge einstellen.

Hierfür zeigen wir im Folgenden einige Beispiele auf.

Hypnosen im Seminarbetrieb

Heilung Morbus Basedow

Mönchengladbach, den 08.02.2014, 12:12 Uhr. Christoph Dehnert* führt seine Hand über die Augen von Gabriele Adam* (53), um sie in die Trance zu leiten. Die kleine Gruppe der Seminarteilnehmer hat ihre Sessel in die Nähe der Behandlungsliege gerückt. Jetzt geht es darum, eine echte Hypnose durchzuführen.

Die Gruppe ist inzwischen sehr vertraut miteinander. Schließlich haben sich alle schon etliche Male gegenseitig hypnotisiert, allerdings nur in Form von Übungshypnosen, ohne bleibende Wirkung. Die Frage, ob nun echte Hypnosen durchgeführt werden sollen, hat jeder erwartungsvoll mit „Ja" beantwortet.

Christoph spricht ruhig, gefühlvoll und sicher. Seine innere Anspannung ist kaum zu bemerken. Schließlich geht es darum, Gabrieles Unterbewusstsein zu veranlassen, ihre Selbstheilungskräfte zu aktivieren. Bereits während des Rapportaufbaus flattern ihre Augenlider heftig. Nun befindet sie sich in Tieftrance vor der Situation, die ihr Leben am meisten belastet.

Im Laufe des offenen Vorgespräches hatte Gabriele erzählt, dass sie während ihres ganzen Lebens vom Pech verfolgt gewesen sei. Als Kleinkind wäre sie 2 Mal fast ertrunken, worauf sie ihre panische Angst vor Wasser zurückführte. Diese Angst, die so groß sei, dass sie selbst ihre Haare nur durch partielles Benetzen waschen könne, habe sie ihr Leben lang beeinträchtigt. Zudem habe sie eine schlimme Krankheit nach der anderen durchlebt, unter anderem Depressionen und Krebs. Alle diese Krankheiten seien aber jetzt ausgeheilt, alle, bis auf eine: Morbus Basedow.

Deswegen habe sie sich einige Jahre zuvor einer Operation an der Schilddrüse unterziehen müssen, aber diese Krankheit trete immer wieder schubweise auf und sei unheilbar. Deshalb müsse sie auch ständig Medikamente nehmen, Hormonpräparate, und zwar L-Thyroxin 150 und Bondiol 0,25. Auf unsere Frage, um welche Art Erkrankung es sich bei Morbus Basedow handle, hatte Gabriele erklärt, es sei eine Autoimmunerkrankung. Bei dieser Erkrankung würde sich das Immunsystem gegen das eigene Gewebe richten. Insofern würde sich ihr Körper selbst zerstören, wenn sie ihre Medikamente nicht nähme. Weiterhin gab Gabriele an, auf beiden Augen unter einer starken Hornhautverkrümmung zu leiden.

Auf die Frage, welche Ziele Gabriele mit der Hypnose erreichen wolle, hatte sie geantwortet, dass sie sich vor allem wünsche, ihre Sehfähigkeit zu verbessern, aber natürlich auch, vollkommen gesund und beweglich zu werden.

„Wenn ich sage „LOS", dann laufen wir gemeinsam die Wendeltreppe hinunter, zu der Situation deines Lebens oder deines gesamten Seins, die dein heutiges Leben am meisten belastet. Und wenn du dort angekommen bist, dann bleibst du vor der Situation stehen und sagst mir, dass du angekommen bist." Einige Schweißperlen haben sich auf Christophs Stirn gebildet. „LOS."

Gabrieles Augen beginnen unter ihren geschlossenen Lidern zu rollen. Dann bleiben sie für einen Moment lang stehen, so als schaue sie sich etwas an, dann beginnen sie wieder zu rollen. Dies geht eine ganze Weile so.

„Bin angekommen." flüstert Gabriele. Auf Christophs Frage, wo sie sei, kommt die Antwort: *„Auf der Insel "* Indem er ihre Antwort aufgreift und weiter fragt, auf welcher Insel sie sei, ergibt sich innerhalb von 2 Minuten folgendes Bild:

Sie steht am Strand. Hinter ihr befindet sich ein Felsen. Sie schaut auf ihren toten Körper, der neben einem zerschellten Boot liegt. Sie ist ertrunken. Es ist dunkel. Sie ist alleine. Sie fühlt sich einsam. Sie fühlt sich schuldig. Sie hatte ihrem Mann versprochen, zu ihm zurück zu kommen. Dieses Versprechen kann sie nicht halten. Sie ist tot. Ihr Mann warte auf sie. Sie kann nicht zu ihm. Sie ist tot. Wir schreiben das Jahr 1759.

„Ich zähle jetzt von ,1' bis ,3', und bei ,3' angekommen, stehen wir auf der Stufe des heutigen Tages, heute, den 08.02.2014, und nehmen die Erinnerung an diese Situation mit. ,1'– ,2' – ,3'. „Stehst du auf der Stufe des heutigen Tages?", fragt Christoph. Nach einer kurzen Weile kommt ein gequältes „*Ja.*"

„Kann ich sagen, dass die Situation, die du gerade erlebt hast, eine Erfahrung aus einem früheren Leben ist?", beginnt Christoph mit der Aufarbeitung. „*Nein,*" kommt sofort die Antwort, sehr energisch. „Warum nicht?" „*Weil ich sie immer wieder mache.*"

Diese Antwort lässt alle aufhorchen. Gabriele macht diese Erfahrung immer wieder, also auch heute. Sie befindet sich im Zustand einer sehr tiefen Trance. Die Schnelligkeit und insbesondere die Heftigkeit, mit der sie diese Antwort gibt, ist ein klares Anzeichen dafür, dass die Antwort direkt aus dem Unterbewusstsein kommt. Für Gabrieles Unterbewusstsein ist also die Situation, die sich 1759 auf der Insel abspielte, ständig präsent, natürlich ohne, dass es Gabriele selbst jemals in ihrem Leben bewusst gewesen wäre.

„Wo bist du?", fragt Christoph misstrauisch. „*Auf der Insel,*" kommt sofort die Antwort. Christoph schaut sich hilfesuchend um. Mit Handzeichen bedeuten wir ihm, er möge Gabrieles Unterbewusstsein nochmals auffordern, sich auf die Stufe des heutigen Tages zu begeben. „Ich zähle jetzt von ‚1' bis ‚3', und bei ‚3' angekommen, stehen wir auf der Stufe des heutigen Tages, heute, den 08.02.2014. ‚1' – ‚2' – ‚3'." „Welches Jahr schreiben wir?", fragt Christoph gespannt. „*1759,*" antwortet Gabriele.

Gabriele liegt warm zugedeckt und ruhig im Zustand der Tieftrance auf der Behandlungsliege. Wir schreiben den 8. Februar 2014, aber ihr Unterbewusstsein befindet sich im Jahre 1759 auf einer Insel und schaut auf ihren toten Körper. Es weigert sich standhaft, in die heutige Zeit zurückzukehren. Das ist die Situation.

Während unserer Seminare führen wir reale Hypnosen durch, nachdem die Teilnehmer sich in vielen Übungshypnosen gut kennengelernt haben. Zum einen ist der Lerneffekt so am größten und zum anderen besteht hierdurch für jeden Teilnehmer, so er es denn möchte, die Möglichkeit, in einer eigenen Hypnose seine individuellen Erfahrungen zu machen und gewünschte Veränderungen herbeizuführen. Bedingt durch die vielen vorangegangenen Übungshypnosen, gelangen nahezu alle Seminarteilnehmer bei den anschließenden realen Hypnosen in eine Tieftrance.

Um sicherzustellen, dass hierbei nichts schiefgeht, sind wir bei allen Hypnosen anwesend und protokollieren jede einzelne, auch die Übungshypnosen. Zudem lassen wir bei den realen Hypnosen den Rapportaufbau so erweitern, dass wir diesen zu jeder Zeit der Hypnose übernehmen können. Es wäre einfach zu schade, wenn ein seitens eines Teilnehmers gewünschter Effekt aufgrund der in dieser Phase verständlicherweise noch zu geringen Routine der angehenden Hypnosetherapeuten nicht erzielt werden würde. Vor allem aber dient die Möglichkeit der Rapportübernahme der Sicherheit.

Ralf Mooren übernimmt den Rapport von Gabrieles Hypnose. „Wir gehen jetzt gemeinsam die Treppe hinauf, bis zur Stufe des heutigen Tages." *„Bleibe hier,"* kommt sofort die Antwort. „Warum bleibst du hier?" *„Er wartet auf mich."* „Wer wartet auf dich?" *„Mein Mann."* „Bist du verbunden mit dem Licht der bedingungslosen Liebe?" *„Ja."* „Kannst du diese Liebe fühlen?" *„Nein."* „Warum kannst du diese Liebe nicht fühlen?" *„Ich bin es nicht wert, ich hab´s ihm versprochen."* „Ist es so, dass diese Liebe vollkommen bedingungslos ist?" *„Ja."* „Wenn doch diese Liebe bedingungslos ist, kann es dann Schuld geben?" *„Weiß nicht."* „Sind alle Menschen energetisch miteinander verbunden?" *„Ja."* „Bist du auch ein Mensch?" *„Ich bin tot, will es nicht mehr fühlen müssen."* „Kannst du es gestatten, dass deine Seele 1759 ins Licht geht?" *„Nein."* „Warum nicht?" *„Muss warten."* „Worauf musst du warten?" *„Auf meinen Mann, er findet mich."* „Sind alle Menschen und Seelen miteinander verbunden?" *„Weiß nicht, alle Seelen ja."* „Hat dein Mann auch eine Seele?" *„Er ist ein Mensch. Er lebt noch. Er sucht nach mir."* „Welches Jahr schreiben wir?" *„1759."* „Haben Menschen auch Seelen?" *„Ich fühle keine."* „Kann man eine Seele haben, ohne sie zu fühlen?" *„Ja."* „Haben Menschen Seelen?" *„Ja."* „Kann man sagen, dass alle Menschen Seelen haben?" *„Ich fühle keine, nur Leere."* „Bist du mit dem Licht, das alles verbindet, auch verbunden?" *„Ja."* „Aber, wenn du doch mit dem Licht verbunden bist, welcher Teil von dir ist denn mit dem Licht verbunden, der physische Körper oder die Seele?" *„Die Seele."* „Aber, wenn doch deine Seele mit dem Licht verbunden ist, dann hast du doch eine Seele, oder?" „Ja." „Aber, wenn du doch eine Seele hast und alle Seelen miteinander verbunden sind, dann ist doch deine Seele auch mit der Seele deines Mannes verbunden. Ist das so?" „Ja." „Wenn doch deine Seele mit allem verbunden ist und mit der Seele deines Mannes, dann gibt es doch gar keine Trennung. Ist das so?" *„Ich weiß nicht, ob er es weiß."* „Wenn doch alles energetisch miteinander verbunden ist, ist das dann immer so, zu jedem Zeitpunkt?" *„Ja klar."* „Wenn das doch immer so ist, dann ist doch die Zeit vollkommen egal. Ist das so?" *„Jaahaa."* Wenn doch die Zeit vollkommen egal ist, dann kannst du doch auch mit mir zum 08. Februar 2014 kommen. Ist das so?" „Ja."

„Ich zähle jetzt von ,1' bis ,3', und bei ,3' angekommen, stehen wir auf der Stufe des heutigen Tages, heute, den 08.02.2014, und nehmen die Erinnerung an diese Situation mit. ,1' – ,2' – ,3'. Stehst du auf der Stufe des heutigen Tages?" „Ja." „Bestimmt?" *„Jaahaa."* „Auf welcher Stufe der Treppe stehst du jetzt?" *„Auf der Stufe des heutigen Tages."* „Guuut".

„Wenn du nicht weißt, ob dein Mann weiß, dass alles energetisch verbunden ist, dann kannst du doch von dir aus den Kontakt zu ihm suchen. Ist das so?" „Ja." „Dann fühle die Verbundenheit zwischen deiner Seele und der Seele deines Mannes." (Gabrieles Augen scannen, dann beginnt sie fürchterlich zu weinen.) „Hast du ihn gefunden?" *„Jaaaahhh."* Nun machen wir eine kleine Pause und lassen sie weinen.

„Ist deine Seele mit der Seele deines Mannes aus 1759 verbunden?" *„Ja."* (Verankerung 3 x) „Wenn doch immer alles energetisch miteinander verbunden ist, dann gibt es doch gar keine Trennung. Ist das so?" *„Ja."* (Verankerung 3 x) „Wenn es doch keine Trennung gibt, dann warst du doch energetisch nie von deinem Mann getrennt. Ist das so?" *„Ja."* (Verankerung 3 x) „Wenn du doch energetisch nie von deinem Mann getrennt warst, kannst du dann dein damaliges Versprechen gebrochen haben?" *„Nein."* (Verankerung 3 x) „Wenn du doch dein damaliges Versprechen nicht gebrochen hast, gibt es dann einen Grund, dich schuldig zu fühlen?" *„Nein."* (Verankerung 3 x) „Fühlst du dich deswegen noch schuldig?" *„Nein."* (Verankerung 3 x) „Gibt es Schuld?" *„Nein."* (Verankerung   3 x) „Wenn es doch keine Schuld gibt und auch keine Trennung, bist du es dann wert, das Licht der bedingungslosen Liebe zu fühlen?" *„Jaaa."* (Verankerung 3 x) „Ist jeder Mensch es wert, die bedingungslose Liebe zu fühlen?" *„Jaaa."* (Verankerung 3 x) „Dann füüühle diese Liebe."

Gabriele verzieht verzückt ihr Gesicht und beginnt vor Rührung zu weinen. „Einfach fließen lassen." (Pause) „Einfach fließen lassen, bis in die allerkleinste Zelle deines Körpers." (Pause) Gabriele wird ruhiger. Sie strahlt Ruhe und Glücksgefühle aus. „Ist die allerkleinste Zelle deines Körpers erfüllt von der bedingungslosen Liebe?" *„Jaahaa."* „Dann lass die Liebe weiterfließen in deinen Geist und deine Seele." (Pause)

„Bist du vollkommen erfüllt und durchströmt vom Licht der bedingungslosen Liebe?" *„Jahaa."* „Und du bist es ja auch wert. Ist das so?" *„Jahaaa."* „Dann kann ich doch auch sagen: Du bist ein liebeswerter, liebender Mensch, dem alles zusteht, zu seinem höchsten Wohl und somit zum höchsten Wohle aller. Ist das so?" *„Jahaa."* (Verankerung 3 x) „Wenn dir doch alles zusteht, dann steht dir doch auch die vollständige Gesundheit zu. Ist das so?" *„Jahaa."* (Verankerung 3 x) „Ist in dem Licht alles enthalten, zu deinem höchsten Wohl und somit zum höchsten Wohle aller?" *„Jahaa "* (Verankerung 3 x) Wenn doch alles darin enthalten ist, dann ist doch auch deine vollständige Gesundheit darin enthalten. Ist das so?" *„Jahaa."* (Verankerung 3 x) „Dann nimm die vollständige Gesundheit jetzt für dich an." (Pause) „Hast du die vollständige Gesundheit für dich angenommen?" *„Jahaa."* (Verankerung 3 x) „Dann lass sie fließen, bis in die allerkleinste Zelle deines Körpers, einfach fließen lassen." (Pause) „Einfach fließen lassen " (Pause) „Ist die allerkleinste Zelle deines Körpers erfüllt von deiner vollständigen Gesundheit?" *„Jaahaa."* „Dann lass sie weiterfließen in deinen Geist und deine Seele (…)" Hypnose-Ende: 13:23 Uhr.

Auf diese Weise kann man nun jeden einzelnen Punkt aus dem Licht ableiten und verankern lassen. Schließlich ist im Licht der Liebe alles enthalten, zum höchsten Wohl unseres Klienten und somit zum höchsten Wohle aller. Das Unterbewusstsein muss nur seine Blockaden überwinden und das Gewünschte aktiv für sich annehmen. Heilung geschieht mit dem Fühlen der Liebe.

Die vorstehende Wiedergabe der Hypnose erfolgte auf Basis des Protokolls, das während der Hypnosebehandlung gefertigt wurde. Die Antworten des Unterbewusstseins wurden wortgetreu aus dem Protokoll übernommen. Die Hypnose fand exakt während des angegebenen Zeitraums in Anwesenheit von 5 weiteren Seminarteilnehmern statt. Die angegebenen Namen sind (mit Ausnahme von Ralf Mooren) zum Schutz der Persönlichkeitsrechte frei erfunden, allerdings ist „Gabriele" bereit, von dieser Hypnose und deren Wirkung unter ihrem richtigen Namen zu berichten.

Unmittelbar nach der Hypnose hatte Gabriele eine lange Pause benötigt. Als sie den Seminarraum am nächsten Morgen betrat, verkündete sie stolz, sie habe geduscht und dabei sogar ihre Haare gewaschen. Ihre Angst vor dem Wasser hatte sich vollständig aufgelöst. Sie gab an, sich befreit und erleichtert zu fühlen. Hierbei äußerte sie die Vermutung, dass sie wohl unbewusst selbst ihr bisheriges Leben sabotiert habe, nur, um wieder auf diese Insel zu kommen.

Etwa 1 Jahr später rief Gabriele an. Ihr gesamtes Leben, so erzählte sie, habe sich verbessert. Sie lebe zufriedener und perspektivreicher, einfach glücklich. Kurz zuvor hatte sie sich einer umfangreichen medizinischen Untersuchung unterzogen. Sie erklärte, das Fortschreiten von Morbus Basedow sei durch einen TRAK-Test überprüft worden. Hierbei würde die Zahl der Antikörper bestimmt. Diese waren nicht mehr nachweisbar. Ihr Arzt hatte ihr erklärt, sie sei vollkommen gesund. Am nächsten Tag rief Gabriele nochmals an. „Eines hatte ich noch vergessen, zu erwähnen: Ein paar Monate nach der Hypnose bemerkte ich, dass das Sehen immer anstrengender wurde, so anstrengend, dass ich Kopfschmerzen bekam. Als ich meinen Augenarzt aufsuchte, stellte dieser fest, dass meine Brille viel zu stark war. Meine Sehkraft hat sich deutlich verbessert, sodass ich jetzt mit einer viel schwächeren Brille auskomme."

Heilung Morbus Bechterew / Psoriasis

Mönchengladbach, den 22.09.2012, 17:09 Uhr. Bei unserem Seminarteilnehmer Joachim Quebeck* (34) wird die Hypnose durch Augenfixation eingeleitet.

Bei Joachim wurde im Alter von 5 Jahren das Sick-Sinus-Syndrom, eine Herzerkrankung, festgestellt und behandelt. Er leidet seit 2005 an einer fortschreitenden, schmerzhaften Einsteifung der Halswirbelsäule, wodurch seine Beweglichkeit stark eingeschränkt ist. Zudem wird er seit 1995 von einer ausgeprägten Schuppenflechte geplagt, von der große Bereiche seines Körpers betroffen sind. Er hat die Hoffnung, seinen Gesundheitszustand durch die Hypnose zu verbessern, insbesondere in Bezug auf die Psoriasis. Als sein größtes Problem gibt er an, dass die Zeit seines Lebens, in der er vollständig gesund war, viel zu kurz gewesen sei.

Joachim befindet sich nach Einleitung und Vertiefung in einer stabilen Tieftrance. Dorothee Finger* leitet sein Unterbewusstsein zu der Situation, die sein Leben am meisten belastet.

Es führt ihn in das Jahr 1998, sein zwanzigstes Lebensjahr. In der belastenden Situation fühlt er sich abgestoßen. Er ist zutiefst enttäuscht von seinen Ärzten, vor allem aber von seiner Mutter. Er hat sich ihnen anvertraut. Er suchte Heilung. Er fühlt einen heftigen Schmerz in seinem Herzen. Ein Schmerz aus Enttäuschung. Sie haben gesagt, dass alles gut sein würde. Er ist enttäuscht. Der Schmerz wird heftiger. („Und weiter, weiter …"). Er sieht sich auf einem Berg. Der Berg befindet sich auf einer Insel. Es ist seine Insel. Es ist keine reale Insel. Die Insel liegt im Meer. Dort gibt es Strände, einen Berg und einen Wasserfall. Hier ist alles in tiefer Ruhe. Er ist nicht allein auf seiner Insel. Sein Geistführer und sein Schutzengel sind dort. Sein Geistführer heißt Udo. Sein Schutzengel heißt Anette. Er sieht sie. Sie beschützen ihn vor Schaden, vor jeglichem Schaden. Sie schützen ihn vor allem. Sie sind immer bei ihm. (…zurück zum heutigen Tag). Brigitte Papenfuß übernimmt den Rapport.

„Schützt dein Schutzengel dich immer?" „Ja." (Verankerung 3 x) „Schützt dein Geistführer dich auch?" „Nein.", „Was macht dein Geistführer?" *Er muss nur da sein.* „Leitet dich dein Geistführer zu deinem höchsten Wohl und somit zum höchsten Wohle aller?" „Ja." (Verankerung 3 x) „Wenn dein Schutzengel dich vor allem schützt, dann schützt er dich doch auch vor Krankheiten. Ist das so?" *„Ja."* (Verankerung 3 x) „Wenn du vor Krankheiten geschützt bist, dann bist du doch vollkommen gesund. Ist das so?" *„Nein."* „Aber, wenn du doch vollkommen geschützt bist, dann kannst du doch die Psoriasis jetzt in Liebe und Dankbarkeit loslassen, oder?" *„Ja."* (Verankerung 3 x) „Dann lass sie jetzt los."

Joachims Körper beginnt zu vibrieren. Das Vibrieren steigert sich zu wellenförmigen Verkrampfungen, die seinen gesamten Körper erfassen. Er gibt ein gurgelndes, gutturales Stöhnen von sich, das immer heftiger wird. Jetzt bäumt er sich auf, von Krämpfen geschüttelt, und stößt einen langgezogenen, gurgelnden Schrei aus. Es scheint so, als müsse sich Joachim in der nächsten Sekunde übergeben, aber dann sinkt er auf die Behandlungsliege zurück und beruhigt sich allmählich. Er befindet sich immer noch in tiefster Trance. Die anderen Seminarteilnehmer waren erschreckt aufgesprungen und hatten sich um die Liege versammelt, bereit, Joachim sofort zu halten, als er von der Liege zu fallen drohte. Jetzt setzen sie sich wieder hin.

Brigitte setzt die Hypnose ungerührt fort: „Hast du die Psoriasis losgelassen?" *„Ja."* (Verankerung 3 x) „Sind alle Menschen energetisch verbunden?" *„Ja."* (Verankerung 3 x) „Sind alle Menschen auch mit dem Licht der allumfassenden, bedingungslosen Liebe verbunden?" *„Ja."* (Verankerung 3 x) „Ist in diesem Licht alles enthalten, zu deinem höchsten Wohl und somit zum höchsten Wohle aller?" *„Ja."*

(Verankerung 3 x) „Kann ich sagen, du bist ein liebenswerter, liebender Mensch, dem alles zusteht, zu seinem höchsten Wohl und somit zum höchsten Wohle aller?" *„Ja."* (Verankerung 3 x) „Ist deine vollkommene Gesundheit dein höchstes Wohl?" *„Ja."* (Verankerung 3 x) „Kannst du die vollkommene Gesundheit jetzt für dich annehmen?" *„Ja."* (Verankerung 3 x) „Verfügst du auch über Selbstheilungskräfte?" *„Ja."* (Verankerung 3 x) „Wird dein Unterbewusstsein dich mit deinen Selbstheilungskräften zu jeder Zeit zu deiner vollständigen Gesundheit führen und deine vollkommene Gesundheit dauerhaft erhalten?" *„Ja."* (Verankerung 3 x) „Wenn du doch vollkommen gesund bist, dann kannst du dich doch flexibel, locker und leicht bewegen. Ist das so?" *„Ja."* (Verankerung 3 x) „Hast du einen freien Willen?" *„Ja."* (Verankerung 3 x) „Haben andere Menschen auch einen freien Willen?" *„Ja."* (Verankerung 3 x) „Respektierst du dein Recht auf deinen freien Willen bei dir selbst?" *„Ja."* (Verankerung 3 x) „Dann respektierst du doch auch, dass andere Menschen das Recht auf ihren freien Willen haben. Ist das so?" *„Ja."* (Verankerung 3 x) „Kann es denn sein, dass es irgendjemanden gibt, der dich verletzen kann?" *„Ja."* „Wer?" *„Menschen, die mir nahe stehen."* „Haben sie das Recht dazu?" *„Egal."* „Aber, wenn du einen freien Willen hast, dann kannst du doch zu jedem Zeitpunkt selbst entscheiden, ob du dich verletzt fühlst. Ist das so?" *„Ja."* (Verankerung 3 x) „Ist in dem Licht, mit dem du verbunden bist, auch die Vergebung enthalten?" *„Ja."* (Verankerung 3 x) „Kannst du allen Menschen, die dich verletzt haben, jetzt vergeben?" *„Ja."* (Verankerung 3 x) „Dann vergib ihnen jetzt bitte." (P) „Hast du ihnen vergeben?" „Ja." (Verankerung 3 x) „Du bist doch auch ein Mensch, oder?" „Ja." „Dann vergib dir jetzt selbst auch." „Ja." (Verankerung 3 x) „Gibt es eigentlich Zeit?" „Nein." „Wenn es doch keine Zeit gibt, kann dann die Zeit, in der du die vollkommene Gesundheit hattest, zu kurz gewesen sein?" „Nein." (Verankerung 3 x) „Ist es so, dass immer ‚Jetzt' ist?" „Ja." (Verankerung 3 x) „Ist es so, dass du die vollkommene Gesundheit jetzt für dich angenommen hast und dass diese dauerhaft erhalten bleibt?" „Jaha." „Kannst du das Licht und die Liebe fühlen?" „Ja." „Füüüühle ..." 18:16 Uhr: Rapportübergabe an Dorothee, 18:18 Uhr Hypnose-Ende.

Es dauert sehr lange, bis Joachim sich von der Liege erhebt. In vollem Respekt vor dem Verarbeitungsprozess, der jetzt in ihm vorgehen muss, spricht ihn niemand an. Die anderen Teilnehmer reichen ihm wortlos Wasser und Traubenzucker. Das Seminar ist für diesen Tag beendet.

„Schau dir das mal an." Es war inzwischen gegen 22:00 Uhr, als Brigitte von einem anderen Gebäude aus in die hell erleuchteten Fenster des Seminarraums blickte. Alle Seminarteilnehmer waren noch anwesend. Joachim, der sich vorher kaum bewegen konnte, tanzte wie wild.

„Was war denn gestern bei euch los?", fragten wir, als wir am nächsten Morgen wieder zusammen saßen. „Joachim war vollkommen aufgedreht und wollte in die Disco", gluckste Liane. „Dann hat er hier Musik aufgelegt und wie verrückt getanzt. Wir alle waren bester

Stimmung." Für diese Hypnose gilt das, was wir für die vorangegangene Hypnose ausgedrückt haben, entsprechend. Auch Joachim ist gerne bereit, unter seinem richtigen Namen über die Hypnose zu berichten.

Als wir im Zuge der Vorbereitung dieses Buches mit Joachim telefonierten, immerhin rund 3 Jahre später, erfuhren wir, dass von Morbus Bechterew schon lange keine Rede mehr ist und dass die Schuppenflechte weitestgehend abgeklungen ist. Lediglich nach Situationen, in denen Joachim unter großem Stress stand, zeigen sich vereinzelt kleine Stellen.

Im Folgenden stellen wir skizzenhaft einige Hypnosen vor, die in der Praxis durchgeführt wurden. Eine vollständige Hypnose, die 2012 in unserer Praxis stattfand, haben wir im ersten Teil unseres Buches „Wenn das Unterbewusstsein spricht" (Boson Verlag 2013) auf 130 Seiten dargestellt.

Hypnosen aus der Praxis

Knochenkrebs

Am 10.03.2014 kam Heinrich Mertens* (75) zu einer Hypnosebehandlung, weil er seine ureigenen spirituellen Erfahrungen machen wollte. Während des Vorgespräches stellte sich heraus, dass er unter metastasierendem Prostatakrebs litt. Die Metastasen hatten sich in seinem gesamten Rumpfskelett und im Schädelbereich ausgebreitet. Heinrich wurde mit Zytiga in Verbindung mit Kortison behandelt. Zudem nahm er starke Schmerzmittel, nachts Morphium. Heinrich hatte sich vollständig vom Leben zurückgezogen. Er verließ sein Haus nur noch, um sich ärztlich behandeln zu lassen.

Während der anschließenden Hypnose gelangte er nicht in den Zustand einer Tieftrance, sodass er weder die erwünschten spirituellen Erfahrungen machen konnte, noch die Ursache seiner Erkrankung aufgedeckt wurde. Brigitte hat sein Unterbewusstsein dann in die Situation geführt, in der er für sich die vollständige Heilung und das vollkommene Angenommensein auf seine ganz individuelle Weise erfahren konnte. Diese Vorgehensweise war im Vorgespräch abgestimmt worden und auch, dass Brigitte ab diesem Punkt keinerlei weitere Interventionen mehr vornehmen würde. Mit dieser Sicherheit vertiefte sich ab diesem Moment seine Trance, sodass er die Situation seiner individuellen Heilung im Zustand einer mittleren

Trancetiefe für sich erfahren konnte. Vor der Ausleitung der Hypnose wurde eine zuvor abgesprochene Wirksuggestion, welche die Heilung beinhaltete, implementiert.

Etwa 5 Wochen später, am Donnerstag vor Ostern, rief Heinrich erfreut an. Er hatte gerade die Ergebnisse seines Knochenszintigramms erhalten. Er sagte, seine Ärztin habe von einem Wunder gesprochen. Die Metastasen im Kopfbereich seien vollständig verschwunden, die im Rumpfbereich seien um die Hälfte reduziert und deutlich kleiner geworden. Er könne Ostern ein Ei mehr essen, und das noch viele Jahre.

In der Folgezeit verbesserte sich Heinrichs Lebensqualität. So benötigte er keine Schmerzmittel mehr, kaufte sich ein Auto und fuhr in Urlaub. Wie er etwa 1 Jahr später mitteilte, habe ein erneutes Knochenszintigramm ergeben, dass die Metastasen sich zwar nicht weiter reduziert, aber auch nicht vermehrt oder vergrößert hätten.

Thymuskrebs

Franz Seil* (48) ließ sich am 15.01.2015 in der „Klinik im Leben" in Greiz hypnotisieren, um die Heilung seiner Thymuskrebs–Erkrankung anzuregen. Herr Seil galt, wie er selbst sagt, aus standardmedizinischer Sicht bereits lange vor dieser Hypnose als austherapiert.

Mit dieser Prognose hatte er sich regelmäßig stationär in der Klinik im Leben, die komplexe biologische Krebsbehandlungen anbietet, so unter anderem auch die SOL-Hypnose, behandeln lassen.

Parallel zu seiner Behandlung in Greiz, hatte sich Herr Seil im Rahmen einer Studie in einer Regensburger Spezialklinik behandeln lassen. Hier schlug man ihm vor, zwei schwere, im Abstand von 8 Tagen aufeinanderfolgende Operationen vornehmen zu lassen. Jede dieser Operationen sollte ca. 8 Stunden dauern, wobei eine von der Brustseite und die andere von der Rückenseite aus vorgenommen werden sollte. Nachdem die erste dieser Operationen erfolgt war, erklärten seine dortigen Ärzte, die zweite Operation nicht mehr vornehmen zu wollen, da die Krankheit weiter fortgeschritten sei, als dies nach den CT-Aufnahmen zu erwarten gewesen wäre. Man erklärte ihm, er habe nur noch kurze Zeit zu leben und entließ ihn aus der Klinik.

In dieser scheinbar ausweglosen Situation bot der Chefarzt in Greiz, Herr Dr. Reuter, ihm die Hypnosebehandlung an. Herr Seil, nahm dieses Angebot gerne an.

Unmittelbar nach der Einleitung gelangte Franz in den Zustand einer äußerst tiefen Trance. Die Frage nach der größten Belastung seines Lebens führte ihn in ein früheres Leben, in dem er sich erdrückt fühlte von der Liebe seiner Mutter und deshalb eine ausgeprägte Atemnot empfand.

Während der Aufarbeitung der Situation wurde seinem Unterbewusstsein klar, dass es nicht die Liebe seiner Mutter war, die ihn erdrückte, sondern vielmehr seine eigene Liebe zu ihr, die ihn an seine Mutter anpresste. Er konnte loslassen, vergeben und schließlich die heilende Liebe des Lichts fühlen. Da sich Franz während der Hypnose in einem außergewöhnlich tiefen Trancezustand befand, fragte die dortige SOL-Hypnosetherapeutin sein Unterbewusstsein, ob es gestattet sei, dass Franz mit seinem Geistführer kommuniziert. Es kam hierauf zu einem stummen, aber deutlich erkennbaren Dialog, in dem Franz alle Informationen erhielt, die er für sich benötigte.

Franz Seil, dessen Lunge durch die Tumoren so beeinträchtigt gewesen war, dass er nur mit Mühe atmen konnte, hatte nach kurzer Zeit wieder angefangen zu joggen. Er war vollkommen schmerzfrei, fühlte sich gut, hatte seinen eigenen Gesundheitsplan für seine Rehabilitation erstellt und strebte eine Ausbildung zum Heilpraktiker an. Er blickte optimistisch in die Zukunft und war von seiner Genesung überzeugt.

Mitte März 2015 bestand man in der Regensburger Spezialklinik darauf, dass Herr Seil sich einer Abschlussuntersuchung unterzog. Bei dieser wurde festgestellt, dass der Tumor sich, den dortigen Erwartungen entsprechend, auf nun 8 cm vergrößert hatte. Als man Herrn Seil die Diagnose erläuterte, erklärte man ihm, er möge seine Angelegenheiten in Ordnung bringen, da ihm nur noch sehr kurze Zeit bliebe. Hierauf gaben ihm die Ärzte ein Chemotherapie–Medikament in Tablettenform und entließen ihn aus der Klinik.

In dieser Situation begab sich Herr Seil erneut zur stationären Behandlung in die Klinik im Leben. Hier erläuterte man ihm die Möglichkeiten und Grenzen der CT-Diagnostik, worauf ihm selbst auffiel, dass die Regensburger Ärzte seine Operation nur deshalb durchgeführt hatten, weil sie die CT-Bilder falsch interpretiert hatten. Er selbst äußerte daraufhin die Vermutung, es könne sich statt des vermuteten rezidivierenden Tumors ja auch um Narbengewebe handeln. Schließlich kam man überein, dass eine weitere Hypnose nicht erforderlich sei, aber Herr Seil wollte eine solche gerne für sich in Anspruch nehmen. Seine zweite Hypnose verlief ähnlich seiner ersten. In der Trance konnte Herr Seil seinen Körper von innen sehen und so selbst feststellen, dass er vollkommen frei war von Krebs. Zudem bekam er noch weitergehende Informationen seines Geistführers.

Einige Tage später erklärte Herr Seil, er habe nun die volle Eigenverantwortung für sich übernommen. In diesem Zusammenhang habe er die klare Entscheidung getroffen, sich nur noch in Greiz behandeln zu lassen. Die Behandlung in Regensburg habe er telefonisch für beendet erklärt; die dort erhaltenden Chemo-Präparate habe er nicht genommen. Eine erneute CT-Untersuchung ergab keinen Befund. Gerade, am 10.09.2015, hörten wir von ihm wörtlich: „Es geht mir super gut".

Lungenkrebs

Nachdem sie bereits einige Heilhypnosen nach einer anderen Methode hatte vornehmen lassen, kam Sonja Hirschfeld* zu ihrer ersten Hypnosebehandlung, um die Heilung ihrer Krebserkrankung über ihr Unterbewusstsein zu initiieren. Bei der Hypnose erwiesen sich die zuvor durchgeführten, psychotherapeutischen Heilhypnosen als sehr vorteilhaft, da sie sehr schnell in eine Tieftrance gelangte.

Im Vorgespräch hatte sie angeben, es sei vor einigen Monaten bei ihr eine unheilbare Erkrankung an Lungenkrebs diagnostiziert worden, mit Metastasen in Wirbelsäule, Brustbein, Becken, Leber und Milz. Die Ärzte hatten ihr geraten, sich sofort zum stationären Aufenthalt in ein Krankenhaus zu begeben und sich möglichst nicht zu bewegen, da die Metastasen, insbesondere in der Wirbelsäule, bereits weit fortgeschritten seien. Nach dem MRT-Befund seien die Wirbel komplett zerfressen.

Als größte Angst gab sie die Angst vor Schmerzen und Tod an, aber auch die Angst vor einem „ziellosen Umherschwirren".

Während der Hypnose kommt sie in ein früheres Leben, das rund 500 Jahre zurückliegt. Sie erfährt sich als kleines Mädchen, das entführt und in ein Zimmer eingesperrt wird, um Lösegeld zu erpressen. In diesem Zimmer befinden sich ein Stuhl und ein Tisch, an dem sie sitzt. Sie wird versorgt. Die Jahre vergehen. Lösegeld wird nicht gezahlt. Als sie 60 Jahre alt ist, wird sie freigelassen. Nach weiteren 10 Jahren stirbt sie. Die überschwängliche Freude und das Glücksgefühl, die bis zu diesem Zeitpunkt immer bei Hypnosen aufgetreten sind, wenn ein solcher Punkt erreicht wurde, bleiben hier aus. Sie erfährt sich als Geist, der ziellos umherschwirrt und sich fragt, was dieses „komische Leben" eigentlich sollte. Er ist immer auf der Suche, auf der Suche nach dem Leben. Er schaut sich alles an und kehrt schließlich in ihr Zimmer zurück, indem sie so viele Jahre ihres Lebens tatenlos gesessen hat. Er setzt sich auf ihren Stuhl und wartet.

Bei der Aufarbeitung standen die Punkte „Leben annehmen", „freier Wille" und „Vergebung" im Vordergrund. Danach hat sie die Verbindung zum Licht wahrgenommen und die Liebe gefühlt. Sie konnte die Krankheit nur schwer loslassen, da sie fürchtete, ansonsten alleine und leer zu sein. Diese Leere wurde dann vollkommen mit Gesundheit und Liebe aufgefüllt, wobei die Krankheit verdrängt wurde. Kurz nach der Hypnose fuhr sie mit ihrer Familie nach Österreich in den Urlaub. Wie Sonja erzählte, ging es ihr sehr gut. Sie konnte im Urlaub Fahrrad fahren und wandern. Sie hatte keinerlei Probleme mit ihrer Atmung. Und am besten fand sie die Tatsache, dass die Krankheit in dieser Zeit keinerlei Raum hatte, weder für sie noch für ihre Familie.

Einige Wochen später bat Sonja um einen erneuten Hypnosetermin. Sie hatte ihrem Arzt von ihrem Urlaub, ihren sportlichen Aktivitäten und ihrem Gefühl erzählt, die Krankheit zu überwinden. Sie war davon überzeugt, dass die Chemo-Präparate, die er ihr verordnet hatte, gut wirkten. Ihr Arzt zeigte sich vollkommen entsetzt, als sie ihm von ihren Urlaubsaktivitäten berichtete. Dann eröffnete er ihr, die Wirkung der Medikamente würde maximal 3 bis 4 Monate anhalten. Danach wären sie unwirksam und es gäbe auch kein anderes Medikament, das stattdessen gegeben werden könne. Sonja befand sich von einer Sekunde auf die andere wieder in einem Schockzustand.

Nach der anschließenden Hypnose, in der sie wieder ihre Verbindung zum Licht der allumfassenden, bedingungslosen Liebe wahrgenommen und intensiv gefühlt hatte, sagte sie, sie fühle sich „ganz", ein Gefühl, das irgendwie selbstverständlich sei, und sie habe das Leben angenommen. Ein weiteres Feedback haben wir hierzu noch nicht erhalten, da die letzte Hypnose erst kurz vor Erscheinen dieses Buches durchgeführt wurde.

Panikattacken / Atemnot

Dietmar Springer* (47) litt sein ganzes Leben lang unter plötzlich aufkommenden Angstzuständen, in denen er kaum atmen konnte. Diese Zustände traten zwar nicht häufig auf, zumeist nur nach besonderen Stress-Situationen, aber wenn sie auftraten, dann waren sie so heftig, dass sie akute Lebensängste auslösten. Auch hielten solche Panikattacken nur wenige Minuten an, aber sie wurden als äußerst belastend empfunden.

Während der Hypnose durchlebte er im Zustand der Tieftrance seine eigene Geburt. Hierbei wurde er gegen seinen Willen durch eine Öffnung in ein grelles Licht hineingezogen, wogegen er sich voller Panik wehrte. Er bekam keine Luft, da sich die Nabelschnur um seinen Hals gelegt hatte.

Die Erinnerung an dieses Ereignis wurde in Tieftrance aufgearbeitet. Nach der Hypnose fasste sich Dietmar immer wieder verblüfft an seinen Hals. Er erklärte, er habe an dieser Stelle sein ganzes Leben lang ein beklemmendes Gefühl verspürt, das er allerdings für vollkommen normal gehalten habe. Dieses Gefühl der Beklemmung sei nun vollkommen verschwunden, was einer Befreiung gleichkäme.

Todesangst vor Erbrechen

Maritta Tellerbach* (40) gab im Vorgespräch ihrer Hypnose an, Todesängste auszustehen, wenn sie erbrechen müsse. Diese Ängste kämen auch in ihr auf, wenn sie jemanden sähe, der sich übergeben müsse.

Ihren diesbezüglichen Ängsten habe sie ihr ganzes Leben untergeordnet. So sei sie mit 12 Jahren in eine Magersucht gefallen. Sie wäre der Ansicht gewesen, wenn sie nichts esse, auch nicht erbrechen zu müssen. Aus Angst vor Ansteckung vermeide sie den direkten Kontakt mit Türklinken oder Einkaufswagen. Seit ihrem 34. Lebensjahr leide sie unter dem Zwang, ihre Hände ständig waschen zu müssen. Wenn sie allein mit ihrem kleinen Kind zu Hause sei, befände sie sich in ständiger Panik davor, dass ihr Kind sich übergeben müsse. Alle ihre Gedanken kreisten nur um die Angst vor dem Erbrechen.

Während der Hypnose sieht sie sich als Kind von 3 Jahren, das zusieht, wie sich seine Großmutter übergeben muss. Hierbei bemerkt sie, dass sie keine Angst verspürt. Es wiederholen sich in der Trance mehrere solcher Ereignisse, wobei sie jedes Mal feststellt, dass sie keine Angst verspürt.

In diesem Fall hat sich das Problem allein durch das nochmalige Durchleben der belastendenden Situation im Zustand der Tieftrance gelöst. Unabhängig davon, erlebte Maritta während der Aufarbeitung ihre energetische Verbindung mit dem Licht der bedingungslosen Liebe, woraus sämtliche Veränderungen, die sie für ihr Leben erreichen wollte, abgeleitet und verankert wurden. Marittas Problem hatte sich damit erledigt.

Fingernägel kauen / Selbstwert

Florian Langer* (27) war der festen Überzeugung, ein Versager zu sein. Zwar hatte er den ersten Teil seines Lehramt-Studiums mit Bravour bestanden, der zweite Teil allerdings, in dem er Lehrproben in direktem Kontakt mit Schülern ablegen musste, wollte gar nicht gelingen. Florian war der Auffassung, er habe keinerlei Durchsetzungsvermögen. Er stand vor der Entscheidung, sein Studium, das fast beendet war, abzubrechen oder es weiter zu führen, mit der Folge, dass er einen Beruf ergreift, der ihm nicht liegt. Es fiel ihm allerdings schwer, diese Entscheidung zu treffen, weil dies, insbesondere in den Augen seines Vaters, als weiteres Versagen angesehen werden würde. Zudem war er in ernster Sorge, dass seine Beziehung zerbrechen könnte. In seiner inneren Anspannung kaute er ständig an seinen Fingernägeln, von denen kaum noch etwas zu sehen war. Sein größter Wunsch war es, ausgeglichen, ruhig und selbstbewusst zu werden, und hierbei das zwanghafte Kauen an den Fingernägeln abzulegen.

Während seiner Hypnose gelangt Florian in eine Tieftrance. Aufgefordert, zu der Situation zu gehen, die sein Leben am meisten belastet, erfährt er sich als 4-jährigen Jungen, der erwartungsvoll vor einem erleuchteten und geschmückten Weihnachtsbaum steht. Es ist Weihnachten 1989. Er freut sich auf Geschenke, aber es sind keine da.

Sein Vater führt ihn aus dem Zimmer. Weihnachten ist vorbei, keine Geschenke. Die Enttäuschung ist groß. Nach einer Weile klingelt es und er wird zum Weihnachtsbaum zurückgeführt. Diesmal sind Geschenke da. Er freut sich, ist aber zugleich tief enttäuscht. Das, was er sich am sehnlichsten gewünscht hat, das Stofftier, das fast so groß ist wie er, ist nicht dabei, aber seine Enttäuschung hierüber zeigt er nicht.

So banal dieses Ereignis auch aussehen mag, für ein 4-jähriges Kind, das sich naturgemäß im hypnagogischen Zustand befindet, sind dies 2 herbe Enttäuschungen in kurzer Abfolge, die tief in seinem Unterbewusstsein abgespeichert werden.

In der darauffolgenden Aufarbeitung wurden alle Veränderungen seiner selbst, die Florian mit seiner Hypnose erreichen wollte, erarbeitet und verankert.

Florian hat sein Studium abgebrochen und eine neue Ausbildung begonnen. Er ist glücklich verheiratet und lebt zufrieden und selbstsicher. Die Zeit des Nägelkauens ist vorbei.

Bewegungsstörung / Steh-Störung

Thorsten Peters* (56) litt an einer Gangstörung, die sich dadurch äußerte, dass er insbesondere während des langsamen Gehens kurze Fallbewegungen machte.

Dazu kam eine Störung des Stehens, die sich dadurch äußerte, dass die Körperspannung beim Stehen sofort nachließ. Er sackte beim Stehen sofort so in sich zusammen, sodass er mindestens 10 Zentimeter kleiner wurde.

Etwa 1 Jahr zuvor hatte sich die Gehstörung schleichend eingestellt, während die Stehstörung ein halbes Jahr später, ebenfalls schleichend, dazu gekommen war. Thorsten hat seine Störung von Neurologen, Orthopäden und weiteren Fachärzten untersuchen lassen, allerdings ohne Befund. Da man eine psychische Ursache vermutet, befindet sich Thorsten in kontinuierlicher psychotherapeutischer Behandlung. Er hofft, seinen Zustand mit einer Hypnosebehandlung verbessern zu können.

Thorsten war früher ein begeisterter Tänzer. So wählte er als auslösendes Wort für seine positive Ressource „Slowfox".

Während der Hypnosebehandlung gelangt Thorsten zunächst nur in eine minimale Trancetiefe, die sich trotz vielfacher Bemühungen nicht wesentlich vertiefen lässt. Im Vorgespräch hat Thorsten festgelegt, dass nicht mit Wirksuggestionen gearbeitet werden soll. Da an ein Aufdecken der Ursache wegen der fehlenden Trancetiefe nicht zu denken ist, wird Thorstens Unterbewusstsein an den energetischen Ort geschickt, an dem er auf seine ganz individuelle Weise in tiefer Entspannung an Körper, Geist und Seele seine vollkommene Heilung erfährt und sich dann leicht, locker und vollkommen sicher bewegen kann. Nun, da man ja nichts mehr von ihm will, gleitet er schnell in eine deutlich tiefere Trance. In dieser, seiner ganz individuellen Trancesituation, lässt man ihn für über 15 Minuten verweilen, nur unterbrochen von einem gelegentlich eingeworfenen „Genieße", damit die Trance sich nicht, dem Rapport entsprechend, selbst auflöst.

Nach der Hypnose war weder von der Gangstörung noch von der Stehstörung etwas zu bemerken. Thorsten tanzte verwundert im Slowfox-Schritt für etwa 15 Minuten durch die Räume. Die weitere Unterhaltung wurde größtenteils im Stehen geführt. Was da passiert ist, weiß kein Mensch, aber das muss ja auch niemand wissen. Hier bestätigt sich einmal mehr: Heilen kann nur der Körper selbst.

Forensische Hypnose

Sieglinde Weymann* (59) hatte ganz andere Gründe für ihre Hypnosebehandlung. Im Vorgespräch erklärte Sieglinde, sie habe etwa 1 Jahr zuvor einen Langzeiturlaub gemacht, der sich über 5 Monate erstreckte. Kurz vor ihrer Abreise habe sie viele Dinge noch schnell erledigt. In diesem Trubel habe sie auch wertvollen Schmuck in ihrem Haus versteckt, den sie aus Sicherheitsgründen nicht mit in den Urlaub nehmen wollte. Als sie zurückkam, hätte sie vollkommen vergessen, wo der Schmuck versteckt wäre. Sie habe über Monate immer wieder danach gesucht, aber sie finde ihn einfach nicht mehr. Sieglinde gelangt rasch in eine Tieftrance. Sie wird in der Hypnose gebeten, zu der Situation zurückzukehren, in der sie ihre damaligen Urlaubsvorbereitungen getroffen hat.

Sieglinde beschreibt, was sie gerade macht und wo sie sich befindet. So sieht sie sich in ihrem Wohnzimmer. Den Schmuck hält sie in der Hand. „Und weiter…" Sie geht nun in einen Nebenraum. „Hast du den Schmuck noch in der Hand?" *„Nein."* „Dann gehe jetzt zurück zu der Stelle, an der du den Schmuck zuletzt gesehen hast." Sieglinde beschreibt, wie sie zurück ins Wohnzimmer geht. Hier steht eine Trittleiter. Sie steigt auf die Leiter und beschreibt nun, wie sie den Schmuck in eine kleine Nische oberhalb einer Regalwand schiebt.

„Ein blödes Versteck", wunderte sich Sieglinde nach der Hypnose. Auch in diesem Moment hatte sie keine bewusste Erinnerung daran.

Am Nachmittag rief Sieglinde erfreut an. Sie hatte den Schmuck gefunden.

Klaustrophobie / Flugangst

Ellen Kranz* (44) kam zur Hypnosebehandlung, da sie seit etwa 9 Jahren unter massiven Ängsten vor Einengung litt, die schleichend immer heftiger geworden waren.

Am Anfang ihrer Belastung hatte sie in Aufzügen, Bahnen und Bussen oder beim Durchfahren von Tunneln lediglich ein ungutes Gefühl, das sich im Laufe der Jahre allerdings zu Panikattacken mit Schnappatmung, Herzrasen und kopflosem Verlassen der Enge ausgeweitet hatte. Ellen war nicht mehr in der Lage, sich an Orten aufzuhalten, die sie nicht jederzeit verlassen konnte, wenn es ihr in den Sinn kam. So mied sie Aufzüge und öffentliche Verkehrsmittel. Sie hatte massive Flugangst und konnte insbesondere auch nicht mehr mit einem ICE fahren. Kino- oder Theaterbesuche gingen nach ihrer Aussage „ebenfalls gar nicht".

Nachdem Ellen sich mit dieser Einschränkung ihrer Lebensqualität, so gut es ihr möglich war, arrangiert hatte, hatten sich ihre Ängste auch auf ihr Hobby, das sie als ihren „Rückzugsort" bezeichnet, das Tauchen, ausgeweitet. Ellen ist eine erfahrene Tauchlehrerin mit über 1.200 Tauchgängen. Der Wasserdruck engt sie nun ein. Sie gerät dann plötzlich in Panik und steigt kopflos viel zu schnell nach oben, ohne Dekompressionszeiten einzuhalten. Zum Zeitpunkt der Hypnose hat sie ihre Tätigkeit als Tauchlehrerin längst eingestellt und taucht nur noch in erfahrener Begleitung und in geringer Tiefe.

Die in der Hypnose erreichte Trancetiefe ist zu gering, als das man an die Ursache ihrer Beeinträchtigung gelangen könnte. Allerdings ist sie als „stabile mittlere Trance" tief genug, dass die einzelnen Themen erarbeitet und verankert werden können.

Zwei Jahre nach ihrer ersten Hypnose meldet sich Ellen erneut zu einer Hypnosebehandlung an. Tunnel, Aufzüge, Theater und Kino stellen kein Problem mehr dar. Auch ihre Flugangst ist vollkommen verschwunden, aber Tauchen „geht gar nicht".

Bei ihrer zweiten Hypnose gelangt Ellen problemlos in eine Tieftrance. Hier erschließt sich die Ursache: Sie ist als Kleinkind von ihrer Mutter in der Wohnung eingeschlossen worden, während sie schlief. Sie erwacht, ist allein, bekommt panische Angst und will heraus aus der Wohnung. Das geht aber nicht. So schaut sie durch den Briefschlitz ins Treppenhaus. Sie ist ganz allein und voller Panik. Ihre Mutter kommt zurück, tröstet sie und verspricht ihr, sie nie wieder allein zu lassen.

Die Erinnerung an diese Situation wurde in der Trance aufgearbeitet. Alle Punkte konnten aus dem Licht der Liebe abgeleitet und verankert werden.

Eine Rückmeldung, ob das Problem nun gelöst ist, haben wir hierzu noch nicht erhalten, da die zweite Hypnose erst kurz vor Erscheinen dieses Buches durchgeführt wurde.

Hypnose bei Krebs – nicht durchgeführt

Eine Dame machte einen Hypnosetermin für ihren schwer kranken Mann, der an Krebs im Endstadium litt. Die Frage, ob ihr Mann die Hypnose wirklich von sich aus durchführen lassen wolle, hatte sie klar mit „Ja" beantwortet.

Als der Klient zu dem kurzfristig anberaumten Termin kam, legte er sich wegen seines angegriffenen Gesundheitszustands sofort auf die Behandlungsliege. Brigitte und unser Klient führten ein sehr vertrauliches und gutes Gespräch miteinander, das über 2 Stunden andauerte.

Gleich zu Beginn hatte er offen ausgesprochen, dass er die Hypnose nur seiner Familie zuliebe durchführen lassen wolle. Diese lege alle ihre Hoffnung in die Hypnosebehandlung, aber für ihn sei so etwas nichts, weil er nicht daran glaube. Damit war bereits alles gesagt. Man hätte das Gespräch hier beenden können, aber der Klient wollte gerne noch weiter reden. Es folgte ein intensives, rein privates Gespräch, das mit dem Thema Hypnose nichts zu tun hatte. Am Ende dieses Gespräches erklärte unser Klient gegenüber Brigitte: „Wenn du mir versprichst, dass du mich heilen kannst, dann mache ich die Hypnose!" „Das werde ich nicht versprechen und das kann ich nicht versprechen", antwortete Brigitte. „Eine Hypnose kann nur etwas bewirken, wenn du sie von dir selbst aus ganz sicher möchtest." So fand keine Hypnose statt.

Geistige Wesenheiten

Ja, es gibt sie, die geistigen Wesenheiten. Es hat über 20 Jahre gedauert, bis wir, die Autoren, die wir mit beiden Beinen fest im Leben stehen und nach eigenem Bekunden sehr rational denken, an dieser Stelle klar und eindeutig erklären, dass wir während vieler energetischer Hypnosen intensiven und sehr respektvollen Kontakt zu ihnen hatten und diesen immer wieder haben. Um direkt mit geistigen Wesenheiten zu kommunizieren, sind äußerst tiefe Trancen erforderlich. Demzufolge sind Gespräche mit geistigen Führern oder Engeln, gemessen an der Gesamtzahl der Hypnosen, eher selten. Wenn jemand allerdings gut in eine Tieftrance gelangt und den Kontakt zu ihnen sucht, zum Beispiel um spirituelle Erfahrungen zu machen, wird er diesen Kontakt immer erhalten.

Wir erinnern daran, dass 56 Prozent der Deutschen in der von der „F.A.Z." beauftragten, repräsentativen Umfrage des Allensbacher Instituts aus 2006 angeben, an Wunder zu glauben und 51 Prozent an Schutzengel.

Wir gehören dazu, denn wir haben Wunder gesehen und mit Engeln und Geistwesen durch das Unterbewusstsein gesprochen. So haben wir oftmals erfahren dürfen, dass jeder Mensch einen geistigen Begleiter hat, der vielfach auch als Geistführer bezeichnet wird. Eine Erkenntnis hat sich hierbei immer wieder herauskristallisiert:

Jeder Mensch lebt, um nach eigenem, freien Willen seine ureigenen Erfahrungen zu machen, und zwar genau die, die er in seinem Leben machen möchte. Jeder Mensch ist kreativ und somit aktiver Teil der Schöpfung.

Aus diesem Grunde wird der Geistführer niemals von sich aus in das Leben eingreifen, aber wenn er aktiv darum gebeten wird, so wird er dem Menschen die Informationen übermitteln, die dieser benötigt, um seine eigenen Entscheidungen aktiv und sicher zu treffen.

Um hierfür ein Beispiel zu geben, kommen wir nochmals zurück auf die Hypnose von Franz Seil*, die in der „Klinik im Leben" in Greiz durchgeführt wurde. Auf die Frage der dortigen Hypnosetherapeutin, ob es gestattet sei, mit seinem Geistführer zu sprechen, kam sofort mit veränderter, sonorer Stimme, ein deutliches „Ja". Nachdem er ihr mit gleicher Stimme die Frage nach seinem Namen beantwortet hatte, fragte die Hypnosetherapeutin ihn, ob er Informationen für Franz habe, die dieser benötigte. Es folgte in diesem Fall ein stummer, jedoch deutlich sichtbarer Dialog. Nach einigen Minuten kam durch Franz die sonore Stimme seines Geistführers: *„Franz hat alle Informationen, die er braucht."* Die Hypnosetherapeutin bedankte sich darauf hin und begann, die Hypnose auszuleiten.

Aus diesen Informationen und vor allem dem erlebten Kontakt mit seinem Geistführer, entnahm Franz für sich neue Lebensperspektiven und tiefe, innere Sicherheit.

In diesem Zusammenhang berichten wir hier auch von der Hypnose einer Dame, die Ende August 2015 in unserer Praxis stattfand. Diese Dame, nennen wir sie einmal Dr. Elke Nellen* (53), ist eine vielbeschäftigte Ärztin und hatte zudem eine sehr weite Anreise, sodass es sich als schwierig herausstellte, einen geeigneten Termin zu finden. Bereits im Juni hatten wir einen Termin für Ende November abgestimmt, ihr aber zunächst einen für den 21. August vorgeschlagen, den sie aber nicht bestätigen konnte. Es gibt keine Zufälle! Elke hatte alle Hebel in Bewegung gesetzt, um den Termin im August wahrnehmen zu können. Die Informationen, die sie während ihrer Hypnose von ihrem Geistführer erhielt, sind so aussagekräftig und perspektivreich, dass sie die Leserinnen und Leser wohl genau an dieser Stelle erreichen sollten. Dies wäre bei dem Termin im November nicht mehr möglich gewesen.

Elke wollte einige Themen aus ihrem Leben in der Hypnose aufarbeiten, aber primär ging es ihr darum, für sich individuelle, spirituelle Erkenntnisse zu gewinnen. Insbesondere wollte sie gerne erfahren, welche Lebensaufgaben sie hat.

Während der Hypnose gelangt sie sehr schnell in den Zustand einer äußerst tiefen Trance. Sie erfährt sich als Kind in einem sehr frühen Leben, ihren Tod in diesem Leben, ihren Aufstieg ins Licht, die unglaubliche Freude ihrer verstorbenen Verwandten, die sie empfangen, ihr Gefühl der Liebe und der Verbundenheit mit allem.

Schließlich erfährt sie sich als das Licht selbst. Dann findet sie sich in einem anderen Leben wieder, durchlebt dieses, geht wieder durch ihren eigenen Tod und erfährt sich wieder mit berührender Freude als das Licht und die Liebe selbst.

Ihre Themen sind aus ihrer intensiven Verbindung mit dem Licht rasch und dauerhaft erarbeitet und verankert.

Als Brigitte fragt, ob es gestattet sei, mit Elkes Geistführer zu sprechen, antwortet dieser durch Elke mit tiefer, ruhiger Stimme mit *„Ja."* „Mit wem spreche ich?" *„Mit Gabriel."* „Danke, dass ich mit dir sprechen darf." *„Gerne."* „Elke wünscht sich Informationen zu ihren Lebensaufgaben zu erhalten. Würdest du ihr hierbei behilflich sein?" *„Gehe deinen Weg. Nutze deine Potenziale, die du vor anderen verbirgst. Arbeite auf dem geistigen Wege."* „Wie soll Elke das machen?" *„Mit Menschen arbeiten – sie auf dem spirituellen Weg begleiten – ihre Sprache nutzen, um Ängste zu nehmen – sie kann da viel Gutes tun – es wird sie satt machen. Stehe im Licht, dann kannst du Licht schenken. Fürchte dich nicht."* Diese Aussagen kommen ruhig und präzise hintereinander. Dann folgt eine Pause. „Gibt es noch weitere Informationen für Elke?" *„Sie kennt sie alle. Sie hat Angst, sich zu zeigen."* „Was kann sie tun?" *„Schreiben!"* „Was soll sie schreiben?" *„Ihre Erfahrungen, um anderen Mut zum Leben zu machen. Sie muss sich auf den Weg machen, dann wird sie immer besser. Sie ist eine alte Seele – lange mit uns verbunden, auf höherer Ebene. Zweifel sind ihr größter Feind."* „Hat sie

Zweifel?" „Ab heute nicht mehr. Lebe die Liebe – nicht wie die Gesellschaft es will, das spielt keine Rolle!" „Hast du noch weitere Informationen für Elke?" „Sie hat alle Informationen, die sie braucht." „Dann danke ich dir und verabschiede mich." „Gerne."

Bereits am nächsten Tag hatte Elke in der Tat geschrieben, und zwar in Form einer E-Mail, die wir hier in anonymisierter Form weitergeben dürfen:

„Liebe Brigitte, es ist mir ein Bedürfnis, Dir zu schreiben.

Die Erfahrungen, die ich machen durfte, klingen in mir nach, sanft und ohne Aufregung, aber mit einer großen Tiefe.

Ich habe verinnerlichen können, was mein Geist schon gewusst oder geahnt hat, aber es ist etwas anderes, es erfahren zu dürfen. Jetzt bin ich erfüllt von dem Wissen und dem göttlichen Licht bis in jede Pore meines Seins.

Ich bin ruhig und gelassen. Ich fühle mich frei, ohne Schuld und Zweifel. Die Sicht auf das „LEBEN" hat sich sehr geweitet und ich werde getragen von einem Gefühl der Freude am Sein. (…)

Am meisten möchte ich Dir danken, dass Du den Mut hattest, meinen geistigen Führer aufzurufen und ihm so respektvoll zu begegnen. Das war eine sehr außergewöhnliche Erfahrung, eine andere Stimme aus mir sprechen zu hören und ihm auf diese Weise „leibhaftig" begegnen zu können.

Ich weiß um die himmlischen Kräfte, die mich beschützen. Seit einigen Jahren spüre ich ganz intensiv und „sehe" dann und wann meinen Schutzengel, der stets bei mir ist. Welch Glück, jetzt auch meinem spirituellen Führer so nahe bei mir zu wissen. Es ist wahrhaftig, wir sind von Nichts getrennt!

Viele Puzzleteile meines jetzigen irdischen Lebens fließen zusammen und ich danke Dir, dass Du ein Stück meine Wegbegleiterin warst. Und dass meine Seele Heilung erfahren durfte. Was heraus gefallen war aus der Einheit, konnte wieder Eins werden. (…)

Herzlichen Gruß"
Elke Nellen*

Wir bedanken uns an dieser Stelle herzlich bei der Autorin dieser Zeilen und wünschen Ihnen, liebe Leserinnen und liebe Leser, dass Sie etwas in diesen Zeilen finden mögen, das Sie persönlich berührt.

Energetische Wechselwirkungen

Interferenzwellen von Mensch zu Mensch

Jeder Mensch steht unbewusst zu jeder Sekunde seines Lebens in ständigem Austausch mit dem psychoenergetischen Feld und somit auch mit den Energien eines jeden anderen Menschen. Das Unterbewusstsein nimmt hierbei die psychischen Schwingungen der Menschen auf und reagiert darauf mit Gefühlen. Die so erzeugten Gefühle werden ihrerseits in Form von psychoenergetischen Wellen ausgestrahlt und von anderen Menschen aufgenommen, die wiederum hierauf reagieren. Auf diese Weise stehen alle Menschen durch die Überlagerung psychischer Energiewellen unbewusst miteinander in Wechselwirkung. Somit werden Interferenzen von Gefühlswellen erzeugt, die sich gegenseitig verstärken oder abschwächen. So ist auch zu erklären, dass immerhin 45 Prozent der in der repräsentativen Umfrage Befragten meinen, mit einem weit entfernten Menschen in innerer Verbindung stehen zu können.

Wir reagieren also auf die Gefühle der Menschen unseres Umfelds, ohne uns dessen bewusst zu sein. Sind diese Gefühle im hektischen Alltag von Stress und Nervosität geprägt, so überträgt sich die Unruhe auch auf uns, umgekehrt natürlich genauso.

Das subjektive Wohlbefinden ist hierbei noch nicht einmal abhängig von den Emotionen selbst, die ständig von uns aufgenommen werden, sondern vielmehr von der Art, wie wir diese Emotionen wahrnehmen. Diese wiederum wird bestimmt von unserem Unterbewusstsein, von den unbewussten Programmen, die unsere Lebenseinstellungen widerspiegeln.

Die Wechselwirkungen der Emotionen beeinflussen nicht nur die Menschen untereinander, sondern sie erstrecken sich auch auf Tiere, Pflanzen, technische Prozesse und letztlich auf die Materie selbst.

Roger Nelson und das GCP

Dieses Phänomen ist durch das Global Consciousness Project (GCP), das „Globale Bewusstseins-Projekt", gut belegt. Dieses Projekt, an dem sich etwa 100 Forscher weltweit beteiligen, wurde 1998 von Dr. Roger Nelson an der Princeton University ins Leben gerufen.

Um festzustellen, ob es so etwas wie ein „kollektives Bewusstsein" gibt, mithin die Interferenz von Gefühlswellen, hat Roger Nelson ein Netz von Zufallsgeneratoren rund um den Globus installiert, dessen Messdaten im Sekundentakt aufgenommen werden. Diese Daten laufen in Princeton zusammen und werden dort ausgewertet.

Bei Ereignissen, in denen große Menschenmassen in starken Emotionen sind, schlagen die Messwerte signifikant aus. So wurde bereits einige Stunden vor den Ereignissen des 11. September 2001 ein sprunghafter Anstieg der Messwerte beobachtet. Regelmäßig zu Silvester, wenn die Völker der Erde im Stundentakt ins neue Jahr gehen, werden entsprechende Ausschläge der jeweiligen Messgeräte aufgezeichnet. Diese Daten und deren Auswertung sind im Internet abrufbar:

http: // noosphere.Princeton.edu

Geister und Gespenster

Während unserer Hypnosebehandlungen haben wir mehrfach, wenn auch selten, Situationen erlebt, in denen sich unser Klient in der Trance, je nach individuellem Sprachgebrauch, als Geist oder Gespenst erlebte.

In diesen Situationen hatten sich die Seelen geweigert, nach dem Tod des physischen Körpers ins Licht zu gehen. Der Weg ins Licht stand ihnen stets offen, aber aus sehr individuellen Gründen wollten sie nicht ins Licht. Es entsprach dem freien Willen der Seele, als körperloses Bewusstsein durch die Gegend zu geistern, entweder, weil sie etwas verarbeiten mussten oder weil sie meinten, die Verantwortung für bestimmte Menschen in ihrem Umfeld zu tragen und diese nicht loslassen zu können.

Ein Beispiel hierfür zeigt sich in der Hypnose von Sonja Hirschfeld*, aus der wir hier auszugsweise zitieren:

„Sie erfährt sich als Geist, der ziellos umherschwirrt und sich fragt, was dieses ‚komische Leben' eigentlich sollte. Er ist immer auf der Suche, auf der Suche nach dem Leben. Er schaut sich alles an und kehrt schließlich in ihr Zimmer zurück, in dem sie so viele Jahre ihres Lebens tatenlos gesessen hat. Er setzt sich auf ihren Stuhl und wartet."

Irgendwann, in zeitloser Zeit, finden solche Geister oder Gespenster von allein ihren Weg ins Licht. Als psychische, bewusste Energien, die sich mit sich selbst beschäftigen, sind sie zumindest absolut harmlos.

Besetzungen

Sehr selten, bisher vielleicht insgesamt 10 Mal in 20 Jahren, kommt es vor, dass ein Klient in der Tat von einer Fremdenergie besetzt ist. Eine unbekannte psychische Energieform integriert sich dann in das energetische System eines Menschen und beeinflusst diesen hierdurch massiv. Hierbei tarnt sie sich in der Regel so perfekt, dass niemand auf die Idee kommt, der Grund für sein sonderbares Verhalten oder sein beeinträchtigtes Empfinden läge in einer Fremdenergie, am allerwenigsten der Betroffene selbst.

So kommt es vor, dass zum Beispiel ein Geist, der, wie oben, umherschwirrt und das Leben sucht, auf die Idee kommt, sich energetisch in einen lebenden Menschen hineinzuschmuggeln und auf diese Weise das Leben für sich zu erfahren.

In einem solchen Fall hat unser Klient tatsächlich 2 Seelen in seiner Brust. Dies führt dann in der Regel dazu, dass dieser Klient 2 zumeist grundverschiedene Persönlichkeiten verkörpert, die ansatzlos von der einen zur anderen wechseln.

Die Fremdenergie verstößt hierbei allerdings gegen das universale Gesetz des freien Willens, und das ist ihr auch vollkommen klar. Insofern wäre es im Grunde ziemlich einfach für jeden Betroffenen, eine Fremdenergie wieder loszuwerden. Er bräuchte nur ganz sicher für sich anzunehmen, dass er in seinem eigenen System allein sein möchte, frei von jeder energetischen Beeinflussung oder Anhaftung. Daran, diesen seinen freien Willen dergestalt auszudrücken, hindert ihn allerdings die Fremdenergie, da sie sein Bewusstsein beeinflusst.

Auch hierfür wollen wir ein Beispiel bringen: Vor einigen Jahren hatten wir während eines unserer Seminare einen solchen Fall.

Eine Teilnehmerin, nennen wir sie einmal Amalie Gerhards* (44), erzählte sehr bewegt davon, dass sich ihre Kinder nicht mehr von ihr in den Arm nehmen lassen wollten.

Zudem klagte sie darüber, ständig kalte Beine zu haben, die sie manchmal gar nicht spüre.

Während des Seminars fiel auf, dass Amalie sehr starken Stimmungsschwankungen unterworfen war. So wirkte sie einmal sehr kühl und verhärmt, dann wieder, von einer Sekunde auf die andere, sehr herzlich.

Dieses Bild zeigte sich auch während ihrer späteren Hypnose. Die Antworten Amalies, die sich in einer sehr tiefen Trance befand, zeigten deutlich, dass hier nicht eine Person antwortete, sondern deren zwei, und zwar im raschen Wechsel. Hierbei wechselte jedes Mal die Stimme von einem Extrem ins andere, genauso wie die Gesichtszüge sich im raschen Wechsel veränderten.

Auf die Frage, ob sie verbunden sei mit dem Licht, antwortete sie sehr schnell mit „Ja". Misstrauisch wurde sie von Ralf gefragt, mit welchem Licht sie verbunden sei. Sie antwortete hierauf, sie sei mit dem weißen Licht verbunden. Gefragt, ob sie mit dem göttlichen Licht der allumfassenden Liebe verbunden sei, antwortete sie prompt mit einer tiefen, männlichen Stimme: „Es gibt keinen Gott." Die anschließende Frage, ob sie einen freien Willen habe, beantwortete die andere Person in ihr mit einem gehauchten „Nein".

Wenn wir die Hypnose hier fortgeführt hätten, dann wäre das ein Übergriff gewesen, da wir nicht ihre Genehmigung hatten, die Fremdenergie zu entfernen. Also lösten wir die Hypnose ergebnislos auf.

Am nächsten Morgen besprachen wir die oben be-
schriebene Hypnose im Kreis der Seminarteilnehmer. Zur
Überraschung aller, konnte sich Amalie an keine einzige
der Antworten erinnern, die aus der Fremdenergie heraus
gegeben wurden, sehr wohl allerdings an alle Antworten,
ihres eigenen Systems.

Als Brigitte ihr das Protokoll vorlas, das sie während
Amalies Hypnose wortgetreu aufgenommen hatte, war
Amalie vollkommen verwirrt und entsetzt. Sie behaupte-
te, dieses entspräche nicht den Tatsachen. Daraufhin lasen
3 weitere der insgesamt 10 Seminarteilnehmer, welche die
Hypnose gespannt mitverfolgt hatten, ihre Protokolle vor,
die deckungsgleich waren.

Nachdem ihre Hypnose ausführlich besprochen war
und somit eindeutig feststand, dass hier eine Besetzung
vorlag, fragten wir Amalie, ob sie eine weitere Hypnose
wünschte, um die Fremdenergie zu entfernen. Sie willigte
sofort ein, womit wir ihre Genehmigung hatten und somit hierzu legitimiert waren. Allerdings äußerte sie sofort
den Wunsch, dass einer der Seminarteilnehmer die Hypnose bei ihr durchführen möge. Hier hatte sich wohl ihre
Fremdenergie wieder einmal blitzartig zu Wort gemeldet.

Bei der anschließenden Hypnose, die von Ralf durchgeführt wurde, gelangte sie sofort wieder in eine Tieftrance.
Ohne jegliche Diskussion wurde die Fremdenergie aufgefordert, Amalies energetisches System, das diese gegen
Amalies Willen mit belegt hatte, innerhalb von 3 Sekunden

zu verlassen, da sie ansonsten aus dem psychoenergetischen Feld heraus transformiert werden würde. Schlagartig begann Amalie zu zittern und gurgelnde Geräusche von sich zu geben, aber nach wenigen Sekunden war alles vorbei und sie lag vollkommen ruhig und entspannt mit einem viel weicheren Gesichtsausdruck auf der Behandlungsliege. Sie fühlte sofort das Licht der allumfassenden Liebe, aus dem heraus ihre anderen Punkte abgearbeitet und verankert wurden.

Als Amalie von der Liege aufstand, hatte sie einen viel weicheren Gesichtsausdruck und auch ihre Stimme war wesentlich weicher geworden. Sie war tief bewegt und schluchzte: „Ich spüre meine Beine wieder."

Einige Wochen nach dem Seminar rief Amalie an. Ihr Leben sei viel harmonischer geworden, erzählte sie, und ihre Kinder würden sich auch wieder an sie ankuscheln.

Sag' JA zum LEBEN!

(Dr. Uwe Reuter / Dr. Ralf Oettmeier)

Meine Diagnose und ich selbst

Jeder Arzt, jeder Psychotherapeut, jeder Heilpraktiker und schließlich jeder, der die Heilkunde im medizinischen Sinne ausübt, stellt im Verlauf der Behandlung eine Diagnose, auf derer Basis er die medizinisch notwendigen Maßnahmen vornimmt und die erforderlichen Medikamente verordnet. Hierbei orientiert er sich in aller Regel an den allgemein anerkannten medizinischen Standards, zum Beispiel den Leitlinien. Eine medizinische Behandlung setzt also immer eine Diagnose voraus und erfolgt nach geregelten Abläufen.

Im Gegensatz hierzu ist das Stellen einer Diagnose bei der SOL-Hypnose vollkommen überflüssig, da diese ausschließlich darauf abzielt, die seitens des Klienten gewünschten Veränderungen in direktem Dialog mit dessen Unterbewusstsein herbeizuführen. Die Wirkung der SOL-Hypnose beruht hierbei auf der energetischen Verbindung zwischen dem Unterbewusstsein des Klienten und dem psychoenergetischen Feld.

Während der auf Erfahrungswerten basierende und somit rationale, standardmedizinische Ansatz dem Prinzip folgt, die Gesundheit des Patienten durch die gezielte Abfolge aufeinander abgestimmter Maßnahmen wieder herzustellen, so verfolgt die SOL-Hypnose den spirituellen Ansatz, die Selbstheilungskräfte des Klienten durch dessen eigenes Unterbewusstsein aktivieren zu lassen.

Somit folgt der medizinische Ansatz einem Repara-
turprinzip, während der Ansatz der SOL-Hypnose die
Heilung mittels Umkehr des Erkrankungsprozesses durch
den Körper selbst anstrebt. Medizin und SOL-Hypnose
sind also etwas Grundverschiedenes.

Tatsache ist, dass die spirituellen Erfahrungen, die in
diesem Buch beschrieben werden, heilende Wirkungen
in Körper und Seele auslösen können. Wie der Körper es
schließlich bewerkstelligt, die Heilung einzuleiten, wenn
das Unterbewusstsein die vollständige Gesundheit für sich
angenommen hat, ist uns vollkommen unbekannt. Das
interessiert uns, offen gestanden, auch nicht im Mindes-
ten, da die Prozesse, die bei der Heilung ablaufen, ihren
Urgrund im subatomaren Bereich haben dürften. Schließlich geht es bei solchen Prozessen um die Umwandlung
von organischer Materie. Und wie das im Mikrokosmos,
in dem am Ende nicht mehr zwischen Materie und Energie
unterschieden werden kann, von statten geht, entzieht sich
unserer Kenntnis bei Weitem. Und nicht nur der unseren,
sondern der eines jeden Menschen.

So können wir nur eines sagen: Die SOL-Hypnose ist
ein Verfahren, mit dem die Heilung durch Erkenntnis
auf Seelenebene angeregt werden kann, wenn der Klient
diese in voller Eigenverantwortung erreichen möchte.
Hierzu gehört auch, dass er seine ureigenen Lebensziele
verfolgt. Viele unserer Klienten haben Heilung durch ihr
eigenes Unterbewusstsein erfahren, viele aber auch nicht.
Im schlimmsten Fall bleibt die erhoffte Wirkung aus.

Die Ursache und der Schock

Wenn wir das Unterbewusstsein nach der Ursache einer Erkrankung fragen, so bekommen wir vielleicht keine Antwort, weil unser Klient nicht tief genug in der Trance ist. Erhalten wir aber eine Antwort auf diese Frage, so sind es immer Emotionen, reine Gefühle, die zum Entstehen einer Krankheit geführt haben. Vielfach sind permanente Ängste und Dauerstress die Ursache, aber teilweise sind die Lebenssituationen, die als auslösend für diese Gefühle geschildert werden, aus allgemeiner Sicht auch als banal anzusehen. Bei dem Klienten lösten sie allerdings eine Erkrankung aus.

In den meisten Fällen liegt die verursachende Situation hierbei Jahre, vielfach auch Jahrzehnte zurück, wenn sie nicht gar einem früheren Leben entspringt. Die auslösende Situation ist dann im Unterbewusstsein abgespeichert und schlummert still vor sich hin. Kommt der Mensch dann in eine ähnliche Situation oder hört er nur ein Wort, das die abgespeicherte Situation wieder hervorruft, so werden die auslösenden Emotionen erzeugt und die Krankheit entwickelt sich.

So kam eine Klientin, nennen wir sie einmal Sandra Greven* (37), zur Hypnosebehandlung, die an Multipler Sklerose litt. Sandra saß bereits seit Jahren im Rollstuhl. Beide Arme und das linke Bein waren spastisch gelähmt.

Sandra lebt allein in einer behindertengerechten Wohnung. Sie ist auf ständige Pflege angewiesen, die ihren Tagesablauf bestimmt.

Im Verlauf des Vorgesprächs schilderte Sandra die Entwicklung ihrer Erkrankung. Danach fühlte sie sich mit Anfang zwanzig wiederholt leicht unwohl, nicht schlimm, aber störend. Sie ließ sich untersuchen und bekam an einem Freitagnachmittag die Information, dass eine genaue Diagnose nicht gestellt werden könne. Wie sie sagt, habe ihr Arzt ihr seinerzeit folgendes erklärt: „Entweder, Sie haben einen Hirntumor oder MS, so genau kann ich das noch nicht feststellen."

Sandra war geschockt. Ihr war intuitiv klar, dass sie keinen Hirntumor hatte, also musste es Multiple Sklerose sein. In ihrem Schockzustand, einem Zustand, der dem einer leichten Trance sehr ähnlich ist, ging sie auf dem Heimweg in verschiedene Buchhandlungen und kaufte sich alle Bücher, die sie zum Thema MS finden konnte.

Am Wochenende und am darauffolgenden Montag las sie alles über den Krankheitsverlauf, dessen verschiedene Stadien und die Symptome, die hierbei auftreten. Dazu informierte sie sich intensiv im Internet.

Am Dienstag kam sie als Notfall-Patientin ins Krankenhaus. Hier entwickelten sich innerhalb von Stunden alle Phasen der Krankheit, von denen sie gelesen hatte. Am Ende der Woche saß sie im Rollstuhl.

Während der Hypnose kam sie in den Anfangszustand einer Tieftrance, sodass man immerhin gut mit dem Unterbewusstsein arbeiten konnte. Gefragt nach der Ursache ihrer Erkrankung, erfuhr sie sich als kleines Mädchen, das eine Ohrfeige von ihrem Opa bekam, wodurch es für Minuten innerlich erstarrte. „Die Anspannung geht nicht mehr aus meinem Körper heraus", waren ihre Worte, als sie in der Trance die Situation beschrieb.

Die Situation wurde in der Trance aufgearbeitet, deren Tiefe zwar ausreichte, Sandras Wahrnehmung ihrer Verbindung zu allem zu ermöglichen, allerdings für eine Lichterfahrung zu gering war. Die vollständige Gesundheit und Beweglichkeit wurden von Sandra angenommen und verankert.

Nach der Hypnose waren die spastischen Lähmungen verschwunden. Sie konnte für einen Moment allein aus dem Rollstuhl aufstehen und frei stehen, nur zur Sicherheit an den Händen gehalten.

Sandra hat in der Folgezeit darum gekämpft, geeignete Reha-Maßnahmen zu erhalten, um ihre Beine zu trainieren. Ihre diesbezüglichen Bitten wurden seitens ihrer Krankenkasse mit der Begründung abgelehnt, die Krankheit habe schon lange ein Stadium erreicht, in dem solche Maßnahmen nicht mehr genehmigt würden. Sie betreibt ihre diesbezüglichen Bemühungen zwischenzeitlich mit juristischer Hilfe.

Wie das Beispiel zeigt, kann das eigene Bewusstsein Krankheiten selbst erzeugen, insbesondere, wenn das Tor zum Unterbewusstsein, zum Beispiel in einem Schockzustand, weit offen steht.

Wenn es auch noch so unglaublich klingen mag, so bestätigt es sich in der Praxis immer wieder:

Der Geist steuert die Materie. Und mit Geist sind hier das Bewusstsein und das Unterbewusstsein zugleich gemeint. Der wache Verstand, die unbewussten Überzeugungen und vor allem die hierdurch ausgelösten Gefühle.

Zu dieser Thematik äußert sich auch der Wissenschaftler Dr. Ulrich Warnke. Seine nachfolgend zitierte Aussage, können wir nach unzähligen Hypnosen in vollem Umfang bestätigen.

„Krankheit und Heilung sind Prozesse, in denen sich der Organismus selbst organisiert. Und da der Geist diese Selbstorganisation maßgeblich steuert, sind Krankheit und Heilung vor allem geistige Phänomene."

Sag´ Ja zum Leben!

… So lautet der Untertitel des Buches „Biologische Krebsbehandlung heute", mit dem die Ärzte Dr. Uwe Reuter und Dr. Ralf Oettmeier einen Wegweiser für Betroffene von Krebserkrankungen und deren Angehörige geschaffen haben. Auf diese Weise vermitteln sie eine Fülle von Kenntnissen über die Art dieser Erkrankung und über die ganze Vielfalt der Behandlungsmöglichkeiten. Somit werden Betroffene und Angehörige in die Lage versetzt, auch ohne eigene medizinische Kenntnisse in voller Eigenverantwortung über ihren Umgang mit der Krankheit und insbesondere deren Behandlung frei zu entscheiden. Der persönlichen Lebenseinstellung kommt hierbei eine ganz besondere Bedeutung zu. Diese Tatsache spiegelt sich in unseren Hypnosen auch immer so wider, sodass wir uns den mächtigen Aufruf „Sag´ JA zum Leben!" entliehen haben, um diesen Teil unseres Buches hiernach zu benennen.

Während die geistig-seelische Komponente des Menschen, von der Warnke spricht, in der Standardmedizin wenig Beachtung findet, messen Reuter und Oettmeier gerade diesem Aspekt des menschlichen Seins eine immense Bedeutung zu. Sie erinnern ihre Patienten daran, dass sie, die Patienten selbst, das größte Interesse an ihrer eigenen Genesung haben und schlagen ihnen insofern vor, die volle Verantwortung für die Art ihrer Behandlung aktiv für sich anzunehmen.

Zu jedem Zeitpunkt seines Lebens hat jeder von uns die freie Wahl, sein Leben so zu verändern, dass er für sich neue Perspektiven erkennen und ergreifen kann.

Vielfach ist eine Erkrankung der Auslöser für das Erkennen der Notwendigkeit, Veränderungen in seinem Leben herbeizuführen. Hier setzen auch die beiden Ärzte Dr. Reuter und Dr. Oettmeier an:

„Krebs ist weder Todesurteil noch Schicksal. Der Ausgang von Krebs ist nicht vorprogrammiert. Die Krebserkrankung ist eine Chance. Delegieren Sie nicht die Verantwortung an den Mediziner, sondern übernehmen Sie selbst die Verantwortung. Sagen Sie „JA" zum Leben." (Reuter/Oettmeier, Biologische Krebsbehandlung heute, Greiz 2005, 2. Auflage, S. 14)

„Heilung ist immer und in jedem Stadium möglich. Entgegen mancher Annahme von Ärzten, Therapeuten oder Angehörigen, kommen ungewöhnliche Krebsverläufe und Heilungen durchaus nicht selten vor. Frau Dr. C. HIRSHBERG (1998) hat mit ihrem Team weltweit 5.000 Fälle dieser Art untersucht..." (Reuter/Oettmeier, Biologische Krebsbehandlung heute, Greiz 2005, 2. Auflage, S.15)

*„Die **Überwindung von Krebs ist keine Dienstleistung oder Reparaturmaßnahme der Mediziner.** Sie werden Ihren persönlichen Weg suchen und finden. Und Sie werden auf diesem Weg Menschen treffen, welche Ihnen helfen, Ihnen Mut machen, Ihnen Liebe geben."* (Reuter/Oettmeier, Biologische Krebsbehandlung heute, Greiz 2005, 2. Auflage, S.15)

Wie wesentlich der geistig-seelische Aspekt für die Genesung ist, geht aus den folgenden beiden Beispielen hervor, mit denen wir stellvertretend für viele andere belegen, dass wir in einer lebensbedrohlichen Situation gefragt werden, ob wir uns für das Leben entscheiden, oder dagegen.

So berichtet unsere Klientin Kirstin Tobald* (42), eine erfolgreiche Springreiterin, dass sie von ihrem unvermittelt auskeilenden Pferd am Kopf getroffen wurde. Auf der Intensivstation schwebt sie bewusstlos zwischen Leben und Tod, als sie intuitiv, aber mit größter Deutlichkeit, gefragt wird, ob sie weiterleben wolle, um das Leben neu zu erfahren, oder ob sie ins Licht gehen wolle, was ihr in diesem Moment äußerst verlockend erscheint. Nach abwägendem Zögern, so berichtet sie weiter, entscheidet sie sich in ihrem Zustand tiefer Bewusstlosigkeit sehr bewusst für das Leben. Sofort beginnt ihre Genesung.

Heute ist sie hoch spirituell und lebt ihr Leben sehr bewusst. Von ihren damaligen, schweren Verletzungen, ist nach einigen Operationen nichts mehr zu sehen.

Manfred Schrader* (48), berichtet in aller Deutlichkeit von einer ähnlicher Begebenheit. Als sein Kardiologe bei der Katheter-Untersuchung seines Herzens eine Verengung feststellt, stimmt er zu, sich einen Stent implantieren zu lassen. Noch während der Operation, die mit örtlicher Betäubung durchgeführt wird, scherzt er mit dem Arzt. Der Stent ist implantiert. Die Operation ist zu Ende.

Auf seinem Krankenbett liegend, wird er aus dem OP hinausgeschoben auf den Flur, bis vor den Aufzug. Hier soll ihn eine Krankenschwester abholen, um ihn auf sein Zimmer zu bringen. Er liegt in seinem Bett, unbeobachtet und allein auf dem Flur des Krankenhauses.

Urplötzlich durchzuckt ihn ein heftiger Schmerz in seinem Herzen. Er hat das Gefühl eines tonnenschweren Drucks auf seinem Brustkorb, sodass er nicht mehr atmen kann. Manfred will laut schreien, aber er bringt keinen Ton heraus. „Jetzt hast du das alles überstanden. Es geht dir gut im Leben, und jetzt verreckst du vor einem Aufzug auf dem Flur des Krankenhauses", waren seine letzten bewussten Gedanken in dieser Situation.

Dann wird er gefragt, ohne jede Worte, aber dennoch mit großer Deutlichkeit, ob er zurück wolle ins Leben oder lieber nicht. Er fühlt sich sehr gut, vollständig geliebt und angenommen, wie er berichtet.

„Ja", antwortet er genauso telepathisch auf die Frage. „Ich möchte schon noch gerne mehr in diesem Leben erfahren."

Wie Manfred sagt, befindet er sich in dem Moment, in dem er sich für das Leben entscheidet, in einer äußerst kritischen Phase zwischen Leben und Tod. Genau in dem Moment, in dem er sich, äußerlich in tiefer Bewusstlosigkeit, entscheidet, das Leben für sich anzunehmen, gehen, so wörtlich, seine „Werte wieder nach oben."

Wie er erklärt, hatte er, als er unbeobachtet und allein in seinem Krankenbett liegend auf die Krankenschwester wartete, einen Herzinfarkt erlitten. Nachdem er das Bewusstsein verloren hatte, war diese wohl eingetroffen, hatte seinen Zustand erkannt und ihn zurück in den OP geschoben. Im Verlauf einer anschließenden Notoperation wurde festgestellt, dass während der vorangegangenen OP ein Gefäß beschädigt wurde, sodass nun insgesamt 7 Stents implantiert werden mussten, die ineinander gesteckt wurden.

Tatsache ist, dass sowohl Kirstin als auch Manfred sich in tiefster Bewusstlosigkeit, im Schwebezustand zwischen Leben und Tod, auf unbewusster Ebene aktiv entschieden haben, das Leben für sich anzunehmen und dieses ganz bewusst weiter zu leben. Diesem innigen, in freier Willensentscheidung gefassten Wunsch, wurde entsprochen, worauf die Heilung sofort einsetzte. Sowohl Kirstin als auch Manfred leben ihr Leben heute sehr bewusst. Sie genießen, wie sie sagen, jede Minute ihres neu geschenkten Lebens und gestalten es mit freiem Willen genauso, wie es ihren Wünschen entspricht. Jegliche Angst vor dem Unbekannten oder gar dem Tod, haben sie verloren.

Eines stellt sich bei unseren Hypnosen immer wieder heraus: Die bewusste Entscheidung für das Leben ist die unerlässliche Grundlage für jede Art von Heilung, ganz gleich, ob es sich um körperliche oder psychische Krankheiten handelt.

Der geistig-seelischen Komponente unseres Seins wird allerdings in der Standardmedizin keine Bedeutung zugemessen. Hier betrachtet man ausschließlich den Körper mit seinen Organen und Zellen, den der Arzt im Falle einer Erkrankung oder Verletzung zu reparieren sucht.

An dieser Stelle betonen wir ausdrücklich, dass wir uns glücklich schätzen, in einer Gesellschaft leben zu dürfen, in der ein ausgezeichnetes Gesundheitssystem mit hervorragenden Ärzten und einer exzellenten medizinischen Versorgung etabliert ist. Wenn auch in den meisten Fällen mit der modernen Medizin große Heilungserfolge erzielt werden, so gibt es immer noch Krankheiten, die aus medizinischer Sicht als unheilbar gelten.

Auch solche Erkrankungen hat der Körper selbst entwickelt, also kann er sie grundsätzlich auch selbst heilen. Ist dies aus standardmedizinischer Sicht auch nicht zu erwarten, so verfügt jeder Körper dennoch über Selbstheilungskräfte, die unerwartete Heilungen bewirken können. Für solche unerklärlichen Spontanheilungen gibt es viele Beispiele; einige haben wir in diesem Buch vorgestellt.

Die Frage, ob man der Standardmedizin blind vertraut, indem man die Verantwortung für die eigene Gesundheit an seine Ärzte abgibt, oder ob man, nach eingehender ärztlicher Beratung, selbst über die Form seiner Behandlung entscheidet, muss jeder für sich selbst beantworten.

So stellt sich wiederum die Frage, ob wir nur Materie sind oder vielleicht doch viel, viel mehr.

Standardmedizin, Selbstheilung oder lieber beides?

Bei jeder Form einer Erkrankung können nur Ärzte, Psychotherapeuten und Heilpraktiker die erste Wahl sein. Doch wenn die Diagnose feststeht, zum Beispiel Krebs, dann stehen Entscheidungen an, die jeder Betroffene trotz der Unruhe, die eine solche Diagnose bei ihm auslösen wird, nach umfassender und vollständiger Information ganz allein für sich treffen muss.

Wir sind alle in einer hochspezialisierten Gesellschaft aufgewachsen. In dieser Gesellschaft, die in hohem Maße von einem rationalen, technischen Weltbild geprägt ist, haben wir von klein auf gelernt, Aufgaben an Spezialisten auf dem jeweiligen Fachgebiet zu übertragen. Wir bringen unser Auto zur Reparatur in die Werkstatt und gehen genauso selbstverständlich zum Arzt, wenn wir krank sind. Das ist vollkommen normal. Wenn man nun mit der Diagnose einer Krebserkrankung konfrontiert wird, so wird diese bestimmt große Besorgnis auslösen, aber warum sollte man sich bei der Behandlung anders verhalten, als bei einer Blinddarmentzündung?

Man hat die Wahl, der Standardmedizin hier genauso blind zu vertrauen, kann sich aber auch umfangreich über die Behandlung informieren und sich hier gegebenenfalls auch für komplementäre oder alternative Behandlungsformen entscheiden. Genauso informieren wir uns ja schließlich auch, wenn wir ein Auto kaufen. Wir vergleichen Modelle und Preise, bevor wir uns entscheiden.

Chemosensibilität? Was ist das?

Entsprechend dem bereits mit dem Zitat der SZ vom 03.02.2014 angesprochenen Welt-Krebs-Bericht der WHO, wird seitens der Weltgesundheitsorganisation mit einer Zunahme der Krebserkrankungen von bis zu 70 Prozent innerhalb der kommenden 2 Jahrzehnte gerechnet.

Die Standardbehandlung bei Krebs besteht aus Operation mit anschließender Chemo- oder Strahlentherapie oder einer Kombination von beidem.

Die Wirkungsweise der Chemotherapie ist nach Reuter und Oettmeier die folgende:

„Chemotherapie bedeutet die Anwendung von Zellgiften zur Wachstumshemmung und zur Abtötung von Krebszellen als innere, den gesamten Körper betreffende Therapie. Die chemischen Stoffe lassen sich aber nicht isoliert zu den Krebszellen bringen und haben somit auch eine stark giftige Wirkung auf schnell wachsende Körpergewebe wie Blutzellen, Schleimhaut und Haut. Die Chemogifte belasten besonders stark Leber und Niere. Leider haben sich die Hoffnungen auf einen Durchbruch in der Krebsbehandlung mit Chemotherapie für die meisten Krebsarten nicht erfüllt. Da viele Tumoren von Natur aus auf Chemobehandlung nicht empfindlich sind, sollte man nach einer Chemosensibilitätstestung (Empfindlichkeitstestung) fragen." (Reuter/Oettmeier, Biologische Krebsbehandlung heute, 2. Auflage, S. 20)

Wie bitte? Was ist denn das für ein Rat? Die ahnungslosen Patienten, die vor einer Chemotherapie stehen, sollten nach einer Chemosensibilitätstestung fragen? Woher sollen die denn bitteschön wissen, wonach sie fragen sollen, wenn sie sich nicht, wie in diesem Fall, selbst informiert haben? Der Informationsfluss sollte doch wohl vom Arzt zum Patienten gehen, und nicht umgekehrt!

Im Zuge unserer Recherchen danach, was es mit einem solchen Test wohl auf sich hat und insbesondere, warum man danach fragen sollte, erschlossen sich uns folgende Zusammenhänge:

Die Chemotherapie wirkt trotz aller körperlichen Belastungen nicht bei Patienten, deren Tumoren gegen die Zellgifte resistent sind. Nach dem folgenden Artikel der „Deutschen Wirtschafts Nachrichten" wird aber standardmäßig gar nicht erst überprüft, ob eine solche Resistenz vorliegt. Deshalb also raten Dr. Reuter und Dr. Oettmeier nach einem diesbezüglichen Test zu fragen. Von allein wird ein solcher wohl eher selten angeboten.

Damit wird offensichtlich die Chance, im Vorfeld einer Chemotherapie festzustellen, ob diese überhaupt wirksam sein kann, systematisch vertan, weil die Kassen diese Leistungen nicht übernehmen. Hiermit stellt sich auch die Frage, wie viele Patienten sich durch diese Form der Behandlung quälen, obwohl man von vornherein hätte feststellen können, dass eine Behandlung mittels Chemotherapie aussichtlos ist. Hier der Artikel:

Die Chemotherapie wird seit vielen Jahren als einzig vielversprechende Therapie zur Bekämpfung von Krebs wahrgenommen. Das liegt jedoch nicht an ihrer Wirksamkeit, sondern vor allem an positiven Studienergebnissen. Oft geht es bei der Chemotherapie nicht um den Patienten. Vielmehr geht es um immense Gelder, die mit einer solchen Therapie verdient werden können. Dabei könnte die Chemotherapie viel wirksamer sein, als sie es bisher ist. „Chemotherapie ist genial", so Astrid Kohl, Fachärztin für Innere Medizin in Berlin. Aber bei bestimmten Krebstumoren sei diese eben mit Vorsicht zu genießen. Von der reinen Leitlinientherapie ist Kohl nicht überzeugt, wichtig sei vielmehr ein individualisierter Therapieansatz. In der Krebstherapie sei dies beispielsweise mit so genannten Chemosensitivitätstests möglich. Dabei werden Tumorteile auf ihre Reaktion hinsichtlich der Chemotherapie untersucht – ist der Tumor resistent, würde eine Chemotherapie erst gar nicht ansprechen. Doch diese Art der Untersuchung ist keine Kassenleistung. Es fehlen umfangreiche Studien hierfür. „Das liegt daran, dass alle Studien zur Chemotherapie von der Pharmaindustrie bezahlt werden", sagte Astrid Kohl den Deutschen Wirtschafts Nachrichten. Die Chemotherapie wird von den Krankenkassen bezahlt und die Pharmaindustrie sponsert die Studien, damit sich die Chemotherapie verkauft. „Und warum soll die dann zu Sensitivitätstests Studien finanzieren." Denn, „wenn ich im Reagenzglas sehe, dass die Tumorpräparate Resistenzen gegen eine Chemotherapie zeigen", würde eine Chemotherapie an dieser Stelle erst einmal gar keinen Sinn machen. „Ich habe eine Patientin, die ist komplett resistent, was soll ich dann mit der machen?" In diesem Fall wäre eine Chemotherapie für die Frau Anfang 40 vielleicht sogar eher schädlich.

Zwischen 1.000 und 1.200 Euro kostet es, acht Tumorpräparate bei einem solchen Sensitivitätstest zu testen. Nicht viel, wenn man bedenkt, dass eine Chemotherapie je nach Präparat zwischen 50.000 und 100.000 Euro pro Jahr kosten kann und ein solcher Test die Therapie noch optimieren oder deren Sinn bei einem bestimmten Patienten infrage stellen könnte. Zeigen sich Resistenzen, könnte man Kohl zufolge schon frühzeitig überlegen, ob man eine Chemotherapie zum Beispiel mit anderen Therapien, wie der Immuntherapie oder Hyperthermie (Wärmebehandlung) unterstützt. „Bei dieser Art der Wärmetherapie verändert sich durch die Hitze noch einmal die Membran der Zellen." Das Eiweißprofil werde geändert und die Tumoren könnten so mehr Chemotherapie aufnehmen. Gute Medizin benötigt Zeit: Doch die Pharmaindustrie interessiert sich nicht für eine solche Optimierung im Einzelfall. Das Milliardengeschäft läuft auch ohne die Tests und auch eine nicht erfolgreiche Chemotherapie beschert den Pharmariesen satte Gewinne. Zwar kann der Patient immer am Ende noch entscheiden, ob er den Leitlinien seines Arztes ohne einen Sensitivitätstest folgt. „In der Regel aber wird der Onkologe schon Druck machen", so Kohl zu den Deutschen Wirtschafts Nachrichten. Aber wenn „wir die Therapie individualisiert machen und mit komplementärmedizinischen Maßnahmen wie der Hyperthermie kombinieren, dann erlebt man doch manchmal Wunder". Individualisiert heißt jedoch auch, sich Zeit für den Patienten zu nehmen. Doch dies rentiert sich in der heutigen Medizin kaum mehr. „Die sprechende Medizin wird nicht bezahlt", sagt Kohl den Deutschen Wirtschafts Nachrichten. Es werde ignoriert, dass gute Medizin Zeit brauche. Wenn ich für anderthalb Stunden Gespräch mit dem Patienten 100 Euro kriege, habe ich noch nicht

mal die Fixkosten von Miete und zwei Mitarbeitern gedeckt.
(Deutsche Wirtschafts Nachrichten, 13.01.2014)

Erstaunt darüber, dass Tumoren nicht standardmäßig zu Beginn einer Chemotherapie auf deren mögliche Resistenz gegen die Zellgifte überprüft werden, haben wir nach Studien gesucht, aus denen hervorgeht, wie wirksam eine solche Therapie ist. Hierbei sind wir auf 2 Studien gestoßen, die nachdenklich machen:

Wie wirksam ist die Chemotherapie?

"The Contribution of Cytotoxic Chemotherapy to 5-year Survival in Adult Malignancies"

Graeme Morgan, Department of Radiation Oncology, Northern Sydney Cancer Centre, Royal North Shore Hospital, Sydney, NSW;
Robyn Ward, Department of Medical Oncology, St Vincent's Hospital, Sydney, NSW;
Michael Barton, Collaboration for Cancer Outcomes Research and Evaluation, Liverpool Health Service, Sydney, NSW, Australia

„Die Auswirkung zellvergiftender Chemotherapie auf die 5-Jahres-Überlebensrate von Erwachsenen mit bösartigen Tumoren".

Die Studie wurde von Graeme Morgan, Robyn Ward und Michael Barton auf Basis einer Literaturrecherche von randomisierten klinischen Studien (randomized controlled trial - RCT) erstellt, welche den Krebsregistern der USA und Australien entstammen.

Eine RCT-Studie gilt in der medizinischen Forschung als beste Grundlage, die Wirksamkeit einer Therapie empirisch, also auf Basis von Erfahrungswerten, zu belegen.

Die ausgewerteten RCT beinhalten den Verlauf von Neuerkrankungen von Erwachsenen, die zwischen 1990 und 2004 auftraten, um herauszufinden, ob, und wenn ja, wie signifikant ein Überlebensvorteil über die 5-Jahres-Überlebensrate hinaus durch die Behandlung mit Chemotherapie nachweisbar ist.

Hierzu wurden 72.903 Fälle in Australien und 154.971 in den USA, insgesamt also rund 228.000 Fälle ausgewertet. Die Analyse bezieht sich hierbei auf 22 Arten von bösartigen Tumoren, die von den Krebsregistern beider Länder vorgegeben wurden.

Ergebnisse: *„Die Auswirkung der kurativen und adjuvanten zytotoxischen Chemotherapie auf die 5-Jahres Überlebensrate bei Erwachsenen betrug 2,3 % in Australien und 2,1 % in den USA."*

Anders ausgedrückt: Unabhängig davon, ob die zell-vergiftende Chemotherapie zu heilenden, lindernden oder unterstützenden Zwecken verabreicht wurde, lag der Überlebensvorteil im Schnitt bei unter 3 %. Folgerich-tig kommen die Autoren der Untersuchung zu folgendem Schluss:

Fazit: *„Die 5-Jahres-Überlebensrate bei Krebs liegt in Aus-tralien derzeit bei über 60 %. Es steht fest, dass zytotoxische Chemotherapie nur eine marginale Auswirkung auf das Über-leben bei Krebs bewirken kann. Um die weitere Finanzierung und Verfügbarkeit von Medikamenten, die zur zytotoxischen Chemotherapie erforderlich sind, zu rechtfertigen, ist eine rigo-rose Bewertung der Wirtschaftlichkeit und der Auswirkungen auf die Lebensqualität dringend erforderlich."* (Morgan G. et al. (2004). Clinical Oncology 16. 549e560, The Royal College of Radiologists)

Entsprechend der obigen Studie ist die Chemotherapie nahezu wirkungslos. Nach den im Folgenden vorgestell-ten Erkenntnissen macht sie Krebszellen zudem noch re-sistent.

Chemotherapie: Neue Erkenntnisse seit 2012!

Krebszellen werden nach neuen Erkenntnissen des Fred-Hutchinson Instituts für Krebsforschung aus August 2012 durch Chemotherapie resistent, die Metastasierung begünstigt.

Der nachfolgend zitierte Artikel der „Deutschen Wirtschafts Nachrichten" gibt hierüber Auskunft:

„Chemotherapie wird oft als letzte wirksame Behandlung zur Bekämpfung von Krebszellen angesehen. Eine Studie zeigt jedoch das genaue Gegenteil. Demnach beschädigt die Chemotherapie die gesunden Zellen nachhaltig und kann sogar den Tumor stärker wachsen lassen.

Eine Studie des Fred Hutchinson Krebsforschungszentrums in Seattle stellt die Chemotherapie in ihrer Wirkung in Frage. So sei diese schwächende, langwierige und Lebenszeit kostende Behandlung von Krebs alles andere als unbedenklich, warnen die Wissenschaftler. Dabei spielen sowohl die Wirkung auf die gesunden Zellen als auch auf die Krebszellen eine entscheidende Rolle. Die Chemotherapie kann sogar das Wachstum von Krebszellen fördern, so die Studie. Diese Erkenntnisse kamen für die Forscher überraschend. Sie gingen ursprünglich der Ursache nach, warum es einfacher sei, Krebszellen außerhalb des menschlichen Körpers zu töten. Dabei zeigten ihre Untersuchungen, dass die Chemotherapie die DNA der gesunden Zellen ändert. Das kann in den gesunden Zellen zur Produktion des gefährlichen Proteins WNT16B führen. Das WNT16B-Protein helfe den Krebszellen beim Überleben und führe zu einer erhöhten Produktion neuer Krebszellen, so die Studie. Durch diesen Prozess entstünden so genannte Superzellen· Krebszellen, die später selbst mit einer noch stärkeren Chemotherapie oft nicht mehr abzutöten, also immun seien. Das macht den Krebs nach der ersten Chemotherapie also noch gefährlicher."(Deutsche Wirtschafts Nachrichten, 27.10.2013)

Als Nichtmediziner können wir hier nur die Studien und Presseartikel vorstellen, die zum Thema „Chemotherapie" für jedermann frei verfügbar sind. Zu den oben aufgeführten Fakten sind viele weitere Informationen verfügbar, mithilfe dieser wir die obigen Aussagen überprüft haben. Diese sind alle allgemein zugänglich.

Fassen wir die so erhaltenen Informationen zusammen, so ergeben sich die folgenden Punkte als Essenz:

o Die Überprüfung, ob jemandes Tumoren resistent gegen die Zellgifte der Chemotherapie sind, erfolgt nicht standardmäßig. Man sollte die Ärzte unbedingt danach fragen.

o Es steht fest, dass zytotoxische Chemotherapie nur eine marginale Auswirkung auf das Überleben bei Krebs bewirken kann (< 3 %). Ohne Chemotherapie überleben etwa gleich viele Patienten.

o Es wurde im August 2012 festgestellt, dass der Körper unter Chemotherapie ein Protein bildet, das die Bildung von Metastasen begünstigt und die Krebszellen resistent macht.

Eine Beurteilung dieser Fakten vermögen wir mangels Kenntnissen in der Medizin nicht abzugeben. Deshalb enthalten wir uns jeglichen Kommentars und empfehlen, unter Verweis auf die verfügbaren Informationen, das Gespräch mit den Ärzten zu suchen. Hier empfiehlt sich die Frage, ob der Arzt seinen Angehörigen im gleichen Fall auch zu einer Chemotherapie raten würde.

Medikamentöse Immuntherapie bei Krebs

Eine neue, medikamentöse Immuntherapie weist offensichtlich sehr ermutigende Ergebnisse bei der Krebsbehandlung auf. Hierbei wird das körpereigene Immunsystem durch Medikamente stimuliert, sodass es die
Krebszellen vernichtet. Diese hat es vorher nicht angegrif-
fen, da die Krebszellen als körpereigene Zellen nicht als
schädigend erkannt wurden. Durch die Medikamente erkennt das Immunsystem nun die Krebszellen und richtet
seine Abwehrkräfte gegen sie – mit großem Erfolg. Hierüber berichtet „FOKUS Online":

*Von einer Revolution in der Krebstherapie war die Rede auf
dem weltgrößten Krebskongress Asco in Chicago. Die Onkologen schwärmten von der Immuntherapie: Dadurch soll der Körper Krebstumore selbst vernichten. FOCUS Online erklärt, was
dran ist an der Therapie, die einmal Chemo und Bestrahlung
ersetzen könnte.*

   o *Bei Haut- und Lungenkrebs bewirkt die Immuntherapie*
     manchmal Wunder.
   o *Die Therapie greift nicht immer. Aber wenn, hat der Krebs*
     wenig Chancen.
   o *Ein Medikament ist in Deutschland schon zugelassen,*
     zwei weitere stehen kurz vor der Zulassung.

*Wenn nüchterne Onkologen ins Schwärmen geraten, muss
etwas Besonderes passiert sein, so wie gerade auf dem Kongress
der American Society of Clinical Oncology (Asco) in Chicago.*

Auf der größten Krebsveranstaltung der Welt stellen Mediziner rund 5000 Studien rund um die Entdeckung und Behandlung von bösartigen Tumoren vor. Die Studien, über die jetzt alle sprechen, betreffen die Immuntherapie – ein neuer Behandlungsansatz, mit dem der Körper selbst den Krebs besiegen soll. Es liegen eindrucksvolle Ergebnisse vor.

Tumore schrumpfen, Todkranke leben länger: Die Aktivierung des Immunsystems gegen Krebszellen gilt seit Jahren als vielversprechend. Jetzt zeigt eine Reihe von Studien, wie erfolgreich das Immunsystem Tumore bekämpft, wenn es erst einmal mit den richtigen Wirkstoffen, speziellen Antikörpern aus dem Labor, aktiviert wird:

Tödliche Tumore schrumpfen rasant, manche verschwinden ganz. Patienten mit fortgeschrittenem Krebs und schlechter Prognose überleben sehr viel länger als mit jeder anderen Therapie. Schwer zu behandelnde Krebsarten werden angreifbar: Die größten Erfolge verzeichnen Krebsärzte derzeit für schwarzen Hautkrebs und Lungenkrebs.

Die Therapie-Medaille hat auch eine Rückseite: Allerdings sprechen nur zehn bis 30 Prozent der Patienten auf die Immuntherapie an. Für manche Patienten ist sie mit schweren Nebenwirkungen verbunden. Die Therapie ist extrem teuer: Pro Jahr fallen 150.000 Euro und mehr für jeden Krebskranken an.

Krebs kann sich nicht länger vor den Abwehrzellen verstecken: Während die Chemotherapie den Tumor direkt mit Zellgiften angreift, aktivieren die Antikörper Abwehrzellen des Immunsystems. Sie lassen sich nicht länger vom Krebs austricksen, der sich zuvor erfolgreich „versteckt" hatte. Die „gepimpten"

238

T-Zellen attackieren die Tumorzellen wie andere Eindringlinge in den Körper.

„Zu den Immuntherapien gehören alle Verfahren, die das Immunsystem anregen, also auch die Krebsimpfung", sagt die Medizinerin Andrea Penzkofer. Sie funktioniert aber anders als die Immuntherapie mit Antikörpern. „Eine Möglichkeit ist, dass Spritzen mit bestimmten Proteinen oder Proteinbausteinen die Immunabwehr auf den Plan rufen." Letzte Hoffnung für Todkranke.

Gegenwärtig kommen nur Patienten mit fortgeschrittener Erkrankung in den Genuss der Therapie. „Es ist üblich, neue Therapieformen zunächst bei Patienten anzuwenden, denen sonst nichts mehr helfen kann", sagt Andrea Penzkofer. Sie leitet die Abteilung Wissensmanagement beim Krebsinformationsdienst KID in Heidelberg. („FOKUS Online", 04.06.2015)

Diesen sehr erfreulichen Informationen ist eindeutig zu entnehmen, dass unser Körper ganz allein die Fähigkeit besitzt, die Krebszellen zu vernichten oder umzuwandeln und sich somit selbst zu heilen, ganz ohne Operation, Chemotherapie oder Bestrahlung. Bei der medikamentösen Immuntherapie wird das Immunsystem durch Medikamente „darauf aufmerksam gemacht", dass sich schädigende Krebszellen im Körper befinden. Sobald es diese erkannt hat, geht es von sich aus gegen die Krebszellen vor, und das mit großem Erfolg. Die Aufgabe der medizinischen Forschung dürfte nun darin bestehen, für jede Krebsart die richtige Substanz zu entwickeln, mit der das Immunsystem gezielt stimuliert werden kann.

Biologische Medizin

Auf der anderen Seite hat der Körper seine Krankheit selbst entwickelt, und das aus irgendeinem Grund. Der Zufall oder das Schicksal spielen hier keine Rolle.

Wie aus unseren Hypnosen immer wieder reproduzierbar hervorgeht, ist dieser Grund immer psychischer Natur. Die Krankheit erfüllt einen Zweck. Sie ist nicht zufällig entstanden. Somit ist es nicht das Schicksal, das jemanden hart trifft, wenn er an einer Erkrankung leidet, die den Körper zerstört. Das Leiden ist da, aber es hat seinen Grund. Fällt dieser Grund weg und nimmt der Mensch das Leben an, so wird das Immunsystem den Körper ganz von selbst heilen. Insofern ist es ratsam, sich auch mit seinem Geist und seiner Seele zu beschäftigen, um das Leben wieder annehmen zu können. Hierbei kann die Biologische Medizin gute Erfolge erzielen.

Die Biologische Medizin stellt ein Medizinsystem dar, das die geistig-seelische Ebene des Patienten in den Heilungsprozess einbezieht. Hier wird der Mensch als individuelles, komplexes Ganzes aus Körper, Geist und Seele betrachtet. Mit diesem Ansatz geht die Biologische Medizin deutlich über den der Standardmedizin hinaus, die sich weitgehend auf den physischen Körper beschränkt. Demzufolge beinhaltet die Biologische Medizin zum einen das komplette Behandlungsspektrum der Standardmedizin und zum anderen eine Fülle von weit darüber hinausgehenden Therapieformen, die in großem Umfang dazu dienen, das Immunsystem zu stimulieren.

So sind Regulationsmedizin, Bioenergetik, Biokybernetik, Psychosomatik sowie Naturheilverfahren feste Bestandteile der Biologischen Medizin. Wesentliches Merkmal der Biologischen Medizin ist die Tatsache, dass jede der angebotenen Therapien bis ins Detail mit dem Patienten besprochen wird, sodass dieser in partnerschaftlicher Begleitung durch den Arzt die Art und den Umfang seiner Behandlung innerhalb eines weit gesteckten Rahmens selbst bestimmt. Auf diese Weise sollen vor allem die Urgründe seiner Erkrankung aufgedeckt und aufgelöst werden, damit das körpereigene Immunsystem des Patienten angeregt wird, die Heilung zu bewirken.

Unkonventionelle Heilverfahren

Unter diesem Überbegriff fassen wir alle Heilverfahren zusammen, deren Wirkung auf einer Interaktion zwischen dem psychoenergetischen Feld, dem Klienten und dem Therapeuten beruht. Diese sind zum Beispiel Reiki, Prana, Schamanismus, Geistheilung, White Time Healing oder auch die SOL-Hypnose und viele mehr. Wenn der Klient hierbei zu tiefer, innerer Ruhe kommt und sich in dieser Ruhe selbst intensiv annimmt, so ist dies allein schon für die Heilung sehr förderlich.

Solche Heilverfahren werden vielfach additiv zu einer standardmedizinischen oder einer biomedizinischen Heilbehandlung durchgeführt, weshalb solche Verfahren, die eine medizinische Behandlung nicht ersetzen, auch der Komplementärmedizin zugerechnet werden.

So unterschiedlich diese Verfahren auch sein mögen, sie fokussieren die liebevolle, energetische Zuwendung aus dem psychoenergetischen Feld auf den Klienten, wobei der Heiler oder Therapeut die Funktion eines neutralen Vermittlers einnimmt. Nach kurzer Zeit resoniert die Aura des Klienten mit dieser intensiven Zuwendung aus dem Feld. Er nimmt in aller Regel bei sich hierdurch Veränderungen in seiner Lebenseinstellung und seinem Verhalten wahr, die sich positiv auf seine Genesung auswirken.

Jeder Klient ist ein ganz individuelles Wesen mit ganz individuellen Problemen und einem ebenso individuellen Zugang zu ihnen. Somit wird sich jeder, der eines dieser unkonventionellen Heilverfahren in Anspruch nehmen möchte, intuitiv genau das Verfahren aussuchen, das für ihn das richtige ist.

Die Macht der Angehörigen

Nach dem Moment, in dem ein Mensch erfährt, dass er eine aus standardmedizinischer Sicht unheilbare, lebensbedrohende Krankheit hat, verändert sich innerhalb sehr kurzer Zeit sein gesamtes Weltbild. Ihn überkommt nacheinander eine ganze Palette von Gefühlen, die von ungläubigem Erstaunen über trotziges Ignorieren und wütendes Selbstmitleid bis hin zu ergebener Akzeptanz reichen. Insbesondere in diesem Schockzustand, in dem er seine Gedanken und Gefühle sortiert, um sich auf die ihm unbegreifliche, neue Lebenssituation einzustellen, ist er höchst suggestibel, also von seinem Umfeld direkt beeinflussbar.

Zu diesem Umfeld gehören in erster Linie die Angehörigen und Freunde des Patienten, aber natürlich auch seine Ärzte. Jeder Mensch in seinem Umfeld ist auch geschockt, jedoch auf seine ganz eigene Weise, da er zwar sehr betroffen, aber nicht persönlich betroffen ist.

Jetzt beginnt vielfach ein Prozess, der sich nur in einer solchen Situation abspielen kann. In jeder anderen Lebenssituation wäre er schlicht undenkbar. Der Arzt hat klar zum Ausdruck gebracht, dass aus Sicht der Standardmedizin keine Möglichkeit zur Heilung besteht. Nicht nur der Patient muss diese Aussage verarbeiten, sondern auch seine Angehörigen. Den drohenden Verlust eines geliebten Menschen vor Augen, fällt es diesen, die tatkräftig mitten im Leben stehen, besonders schwer, die Aussage des Arztes zu akzeptieren. Sie nehmen gegenüber dem Patienten, der nun aus ihrer Sicht besonders geschont werden muss, eine beschützende Haltung ein, führen hinter dessen Rücken Gespräche mit den Ärzten und informieren sich über die Krankheit im Internet.

Nun kommt es häufig vor, dass die Angehörigen das Heft des Handelns in die Hand nehmen. Sie fordern die Ärzte auf, alles Menschenmögliche zu tun, um den Krankheitsverlauf wenigstens zum Stillstand zu bringen und halten jede Menge Trost und gut gemeinte Ratschläge für den Patienten bereit. Was dann folgt, ist in aller Regel eine „weiterführende Therapie", zumeist eine palliative Chemotherapie, die man auch als „sterbebegleitende Chemotherapie" bezeichnen könnte, aber hiervon spricht niemand. In seiner besonderen Situation lässt der Patient zumeist alles über sich ergehen. Schließlich will er seine Angehörigen, die sich solche Mühe geben, nicht enttäuschen und vielleicht keimt ja doch noch ein Fünkchen der Hoffnung auf Heilung bei ihm auf.

Wo bleibt eigentlich der Patient in dieser Situation? Er ist doch ein denkendes und fühlendes Wesen, das in freier Selbstbestimmung sein Leben führt, wenngleich er auch von einer tödlichen Krankheit gezeichnet ist. Wo bleibt der Respekt vor der freien Selbstbestimmung dieses Menschen?

Natürlich gibt es auch den umgekehrten Fall, nämlich den, in dem der Patient genau diese Selbstbestimmung für sich annimmt. Er hat die klare Aussage des Arztes, dass die Standardmedizin nichts mehr für ihn tun kann, aufgenommen und sucht nun nach alternativen Heilmethoden, was ihm absolut logisch erscheint. Nachdem er sich bestmöglich informiert hat, nimmt er vielleicht eine alternative oder ganzheitliche Form der Behandlung für sich in Anspruch.

Auch in einer solchen Situation können die Angehörigen, die vielleicht durch ihr eigenes Weltbild ausschließlich auf die Standardmedizin fixiert sind, unendlichen Druck auf den Patienten ausüben, indem sie alles daransetzen, ihn von seinem Vorhaben abzubringen. Wo bleibt auch hier der Respekt vor der freien Selbstbestimmung des Patienten?

Zu einer solchen, für alle Beteiligten ausgesprochen schwierigen Lebenssituation, bringen wir das nachfolgend geschilderte Beispiel, das sich genauso vor einigen Jahren ereignet hat, in der Hoffnung, dass es zum Nachdenken über die kritiklose Hörigkeit gegenüber der Standardmedizin anregt:

Erika Maas* (74) genießt gemeinsam mit ihrem Ehemann den wohlverdienten Ruhestand. Als sie eines Morgens aufsteht, bemerkt sie, dass sich ihr Gesicht und insbesondere ihre Augen über Nacht gelblich verfärbt haben.

Erika wird zunächst für eine mehrtägige, medizinische Untersuchung im Krankenhaus aufgenommen, dann muss sie sich einer mehrstündigen Operation unterziehen. Pankreaskarzinom, lautet die Diagnose, Bauchspeicheldrüsenkrebs. Die Chirurgin, welche die Operation durchgeführt hat, erklärt Erikas Angehörigen, ihrem Mann und ihren beiden Kindern, dass sie den Tumor nicht vollständig habe entfernen können und dass sie einen Gallenbypass habe legen müssen. Die Prognose, so erklärt sie weiter, sei nicht gut. Erika würde wohl weniger als 1 Jahr bleiben. Die Angehörigen sind geschockt.

Von der Operation erholt sich Erika sehr gut. Schon nach etwa 2 Wochen kann sie das Krankenhaus verlassen, nicht jedoch, ohne dass die Frage nach der, seitens ihrer Ärzte vehement geforderten, weiterführenden Therapie, positiv beantwortet worden wäre. Erika soll sich einer Chemotherapie unterziehen.

Ihr Sohn ist mit einem Medizinprofessor, der weit entfernt tätig ist, gut befreundet. Mit diesem trifft er sich zu einem Gespräch unter 4 Augen, stellt ihm die Diagnose vor und fragt ihn nach der Sinnhaftigkeit von Erikas Chemotherapie. „Man witzelt unter Medizinern, denn die sind ja makaber: Wenn jemand diese Diagnose hat und länger als ein halbes Jahr lebt, dann war die Diagnose falsch. Wenn es mich oder einem meiner Angehörigen beträfe, würde ich eine Chemotherapie auf gar keinen Fall machen lassen", lautet seine Antwort. Auf die erstaunte Frage, warum denn die Chemotherapie auf dringenden Rat der Ärzte unbedingt durchgeführt werden sollte, antwortet er: „Es gibt Onkologien, da läuft für Millionen Euro pro Tag Chemo ein. Es geht um Geld, mehr nicht. Aber bitte sag´ niemandem, dass ich dir das gesagt habe, sonst bin ich meine Approbation los." Selbstverständlich sagt Erikas Sohn seine diesbezügliche Diskretion zu. Er hat sich bis heute auch strikt daran gehalten.

Auf seine Frage, was man denn stattdessen tun könne, antwortet der Mediziner lakonisch: „Grüner Tee und Polluten." „Was sind Polluten?" „Honig. Grüner Tee und Honig können sich hier positiv auswirken, aber natürlich keine Heilung bewirken. Dafür schaden sie aber auch nicht."

Erikas Sohn hat seine Mutter in einem sehr einfühlsamen Gespräch ausführlich über den Stand seiner neuen Erkenntnisse bezüglich der beabsichtigten Chemotherapie informiert, damit sie in freier Selbstbestimmung ihre Entscheidung treffen konnte. Selbstverständlich informierte Erikas Sohn auch seinen Vater und seine Schwester über den Inhalt des Gespräches, das er mit dem Mediziner geführt hatte, natürlich ohne dessen Namen zu nennen. In einer solchen Situation allerdings hört man nur, was man hören will. So klammerten sich beide an eine Hoffnung, die aus medizinischer Sicht niemals bestanden hatte und die so auch nicht seitens der Ärzte vermittelt wurde. Sie überredeten Erika zwar nicht, die Chemotherapie durchführen zu lassen, zeigten ihr aber deutlich, dass sie alle Hoffnung in diese Therapie setzten.

Mit der palliativen Chemotherapie wurde etwa 2 Wochen, nachdem Erika aus dem Krankenhaus entlassen worden war, begonnen. Einen Port hatte man ihr schon vor ihrer Entlassung implantiert. Ab diesem Zeitpunkt drehte sich Erikas ganzes Leben und auch das ihres Mannes, der sie rührend umsorgte, nur noch um die Chemotherapie. Vor Beginn der Behandlung und auch noch zu deren Anfang, fühlte sie sich gut und ging viel in der Natur spazieren. Das änderte sich aber rasch.

Die Wochen verliefen von da an nahezu gleichartig. Von montags bis donnerstags waren Erika und ihr Mann fast den ganzen Tag über im Krankenhaus. Montags wurden Voruntersuchungen durchgeführt, dienstags die Infusion mit dem Chemopräparat angelegt, mittwochs wieder abgenommen und donnerstags Aufbauspritzen und Infusionen gegeben. Dies alles wiederholte sich in Zyklen, 2 Wochen Chemo, 1 Woche frei. Erika ging es von Mal zu Mal schlechter. Konnte sie anfangs die freien Freitage und die Wochenenden noch genießen, so wurden auch diese Tage bald ausschließlich von einem bestimmt: Der Angst vor der nächsten Chemo in der Folgewoche.

Erika hielt 8 Monate durch. Dann verstarb sie im Krankenhaus im Kreis ihrer Familie. Sie war bis kurz vor ihrem Tod noch mit Chemogiften behandelt worden.

Resümee unserer Erkenntnisse

Die Wahrnehmung eines jeden Menschen ist eine Konstruktion seines Gehirns, beeinflusst von Vorerfahrungen und der aktuellen Lebenssituation. Im erweiterten Bewusstseinszustand einer Tieftrance erschließt sich uns das psychoenergetische Feld, unsere wahre Realität jenseits von Materie, Zeit und Raum. Mit dieser, unserer wahren Realität, sind wir zu jedem Zeitpunkt unseres Lebens energetisch verbunden. Sie ist voller Leben in Form reinen Bewusstseins. Hier sind wir zu Hause, vollkommen geliebt und angenommen. Sie ist voller Ressourcen für unser Leben, auf die wir jederzeit zurückgreifen können. Wir brauchen nur darum zu bitten.

Wir leben unser Leben, um mit einem hohen Maß an Kreativität genau die Erfahrungen zu machen, die wir mit unserem eigenen, freien Willen machen möchten. Jede Erfahrung, jedes Gefühl und jeder Gedanke ist sofort ein unvergänglicher Teil des psychoenergetischen Feldes. Somit sind wir aktiver Teil der Schöpfung.

Jede Krankheit hat einen Grund, der für unser Leben von wesentlicher Bedeutung ist. Insofern ist eine Krankheit ein Hinweis, etwas in unserem Leben zu verändern. Erkennen wir den Grund und nehmen wir die Veränderung vor, so wird unser Immunsystem seine Selbstheilungskräfte aktivieren und die Krankheit heilen.

Bei der Suche nach dem Grund der Erkrankung führen viele Methoden zum Ziel. Wir für unseren Teil befragen das Unterbewusstsein und greifen auf die Ressourcen des psychoenergetischen Feldes zurück. Im psychoenergetischen Feld sind alle Informationen über unseren Körper in vollständiger Gesundheit enthalten. Über unser Unterbewusstsein sind diese abrufbar, wenn die Krankheit nicht mehr zum persönlichen Wachstum benötigt wird. Damit setzt die Selbstheilung ein.

Wie wir in vielen Hypnosen immer wieder erfahren durften, ist unsere persönliche Existenz mit dem physischen Tod nicht beendet. Mit dem Durchleben des Todes gehen wir nach Hause, ins psychoenergetische Feld, ins Licht, wo wir freudig empfangen werden von denen, die uns auf diesem Weg vorangegangen sind. Es kann uns also gar nichts passieren. So können wir dieses, unser Leben, auch mit spielerischer Leichtigkeit annehmen und es genauso leben und auch genießen, wie wir es wirklich möchten, oder anders ausgedrückt:

Sag' JA zum LEBEN!

Quellenverzeichnis

Quellen, soweit nicht im Text angegeben:

Zitate S. 76/220: Ulrich Warnke: Quantenphilosophie und Spiritualität, 2. Aufl. Berlin - München: Scorpio, 2011, ISBN: 3942166178

Zitat S. 76: Hans-Peter Dürr: Auch die Wissenschaft spricht nur in Gleichnissen, Freiburg im Breisgau: Herder, 2005, ISBN 3451054868

Zitate S. 220/228: Uwe Reuter/Ralf Oettmeier: Biologische Krebsbehandlung heute, 2. Aufl. Greiz: ProLeben Fachverlag Greiz, 2005, ISBN 3935883048

Bildnachweise:
S. 17 shutterstock 240015511
S. 18 shutterstock 192602651
S. 19 shutterstock 262240547
S. 20 shutterstock 281870714
S. 26 shutterstock 222842452
S. 30 shutterstock 55105639
S. 31 shutterstock 16113298
S. 32 shutterstock 61699141
S. 33 shutterstock 113706742
S. 36 shutterstock 181972139
S. 39 shutterstock 9255052
S. 41 shutterstock 110994155
S. 43 shutterstock 129464783
S. 45 shutterstock 178558676
S. 53 shutterstock 55153594
S. 57 shutterstock 244388722
S. 66 shutterstock 55969915
S. 67 shutterstock 92882980
S. 68 shutterstock 190274222
S. 71 shutterstock 200221991
S. 72 shutterstock 210179527
S. 79 shutterstock 293218016
S. 80 shutterstock 124138951
S. 87 shutterstock 252086869

Über die Autoren

Ist das, was wir sehen, fühlen und anfassen können, alles, was unsere Realität ausmacht? Oder gibt es vielleicht eine viel größere, allumfassende Realität, deren Teil wir sind? Und was wäre, wenn wir diese spirituelle Realität wahrnehmen könnten?

Mit etwa 35 Jahren begannen Brigitte Papenfuß (*1957) und Ralf Mooren (*1959) unabhängig voneinander, diesen Fragen nachzugehen. Sie absolvierten Ausbildungen in fernöstlichen Heilweisen und besuchten spirituelle Seminare auf der ganzen Welt. Nachdem sie sich bei einem dieser Seminare kennengelernt hatten, absolvierten sie zusätzlich hierzu umfangreiche Ausbildungen in therapeutischer Hypnose. Im Laufe der Jahre entwickelten die Autoren durch die Kombination von klassischer Hypnose und spiritueller Energiearbeit eine eigene, hoch wirksame Therapieform, mit der beachtliche Erfolge erzielt werden: Die SOL Hypnose®. Seit 2001 führen Brigitte Papenfuß und Ralf Mooren das Therapie- und Ausbildungszentrum für Hypnose und Mentalenergetik „SOL spirit-of-light" (www.spirit-of-light.de) in Mönchengladbach.

Die Empfehlung von BOSON

Brigitte Papenfuß, Ralf Mooren

Wenn das
Unterbewusstsein spricht
Wie die Energie der Seele die Realität lenkt

Nach einer wahren Begebenheit
256 Seiten, Hardcover mit
Fadenheftung Boson Verlag,
Mönchengladbach 2013
EUR 22,80

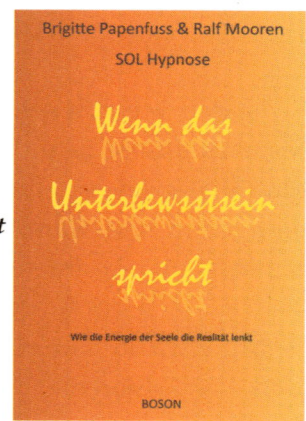

Das Buch *Wenn das Unterbewusstsein spricht* gestattet zum ersten Mal einen sehr detaillierten Blick hinter die Kulissen einer Hypnose-Therapie. Erzählt wird die Geschichte eines Mannes, dessen krankhafter Eifersucht schon zwei Partnerschaften zum Opfer gefallen sind. Und die nächste ist gefährdet. Der Mann nimmt therapeutische Hilfe in Anspruch, aber die bleibt erfolglos. Zufällig erfährt er von einem Hypnose-Zentrum in Mönchengladbach und begibt sich in dessen Obhut.

Der Leser von *Wenn das Unterbewusstsein spricht* kann jeden Schritt der Hypnose dieses Mannes, der anderen mit der Veröffentlichung seiner Geschichte helfen möchte, detailliert mitverfolgen. So gewinnt er seltene Einblicke, die ebenso faszinierend wie aufschlussreich sind. Und er wird Zeuge eines Therapie-Erfolges, der in dieser Deutlichkeit und Schnelligkeit nicht zu erwarten war.

Der zweite Teil des Buches dient der theoretischen Verankerung. Die Autoren unternehmen erfolgreich den schwierigen Versuch, das Phänomen Hypnose und eine dadurch erreichte Erweiterung unseres Bewusstseinszustandes zu erklären. Ist das, was wir sehen, fühlen und anfassen können, alles, was unsere Realität ausmacht? Sicherlich nicht. Brigitte Papenfuß und Ralf Mooren formulieren ihre Antworten auf diese und viele weiteren Fragen auf Basis neuester Erkenntnisse der Physik, der Sterbeforschung und der Zellbiologie.

Empfohlene Literatur

Es ist uns ein Anliegen, Ihre Aufmerksamkeit an dieser Stelle noch auf drei weitere Bücher zum Themenkreis Heilung/Selbstheilung und psychoenergetisches Feld zu lenken. Aus zweien dieser Bücher, die wir mit bestem Gewissen empfehlen können, haben wir hier zitiert, während das dritte momentan in Vorbereitung ist und voraussichtlich im Mai 2016 erscheinen wird:

Biologische Krebsbehandlung heute – *Sag` Ja zum Leben!* Ein wertvoller Wegweiser für Betroffene einer Krebserkrankung und deren Angehörige, der auf 200 Seiten fundiert, leicht verständlich und präzise über die Vielzahl der Behandlungsmöglichkeiten Auskunft gibt, und somit den Betroffenen eine echte Lebenshilfe bietet. Dr. med. Uwe Reuter und Dr. med. Ralf Oettmeier, Greiz, 2. Aufl. 2005, ProLeben Fachverlag Greiz, ISBN 978 3935883048, gebunden, 18,00 €. (www.klinik-imLEBEN.de)

Quantenphilosophie und Interwelt – *Der Zugang zur verborgenen Essenz des menschlichen Seins.* Der Biologe, Biophysiker und Physiker Ulrich Warnke gibt uns hier auf wissenschaftlicher Basis einen tiefen Einblick in das psychoenergetische Feld, das er als „Meer aller Möglichkeiten" bezeichnet, und somit auch in die Tiefen des menschlichen Seins, insbesondere in die immensen Potenziale, die hierin gegründet sind. Dr. rer. nat. Ulrich Warnke, 3. Aufl. 2014, Scorpio-Verlag, gebunden, 384 Seiten, 19,99 €, ISBN 978 3943416046.

Dr. Ulrich Warnke schreibt zurzeit an einem neuen Buch zu diesem Thema, in dem er seine neuesten Forschungsergebnisse veröffentlichen wird. Sein neues Buch, das wir bereits mit Spannung erwarten, wird voraussichtlich im Mai 2016 erscheinen:

Die Bionische Medizin – *Der Alterung Einhalt gebieten.* Verlagsgruppe Random House, Sphinx-Verlag.